NOTICE

SUR

LES EAUX THERMALES

DE NÉRIS.

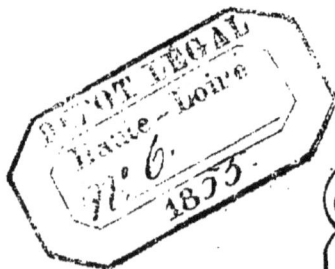

Notice

SUR

LES EAUX THERMALES

DE NÉRIS,

PAR M. RICHOND DES BRUS,

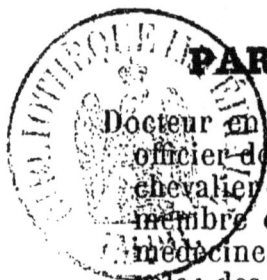

Docteur en médecine; inspecteur des Eaux de Néris; officier de l'ordre impérial de la Légion-d'Honneur; chevalier de l'ordre distingué de Charles III (*Espagne*); membre correspondant de l'Académie impériale de médecine de Paris; de la Société d'hydrologie médicale; des Sociétés de médecine de Bordeaux, Toulouse, Strasbourg, Metz, Marseille; de l'Académie du Gard; de l'Académie des sciences et belles-lettres de Dijon; des Sociétés de Nantes, Mâcon, Agen, Aurillac, Mende; de la Société libre d'émulation de Rouen; membre résidant de la Société d'agriculture, sciences, arts et commerce du Puy (Haute-Loire);

Ex-chirurgien aide-major de l'hôpital militaire d'instruction de Strasbourg; ancien membre de la Haute Commission des études médicales; ancien député de la Haute-Loire, etc., etc.

PUY,

IMPRIMERIE D'ALEXIS GUILHAUME.

—

1854.

Écrits divers publiés par M. Richond des Brus.

1° Mémoire médico-légal, approuvé par les médecins-légistes des 3 Facultés de médecine, qui démontra l'innocence de trois malheureux qui gémissaient depuis trois ans au bagne comme coupables d'un prétendu assassinat, et amena leur réhabilitation et leur mise en liberté; in-4°. — 1821.

2° Mémoire sur les luxations de la colonne vertébrale, considérées sous le point de vue médico-légal. — 1822.

3° Mémoire sur l'efficacité de l'iode dans le traitement de l'uréthrite et des maux vénériens. — 1823.

4° Mémoire sur les maux vénériens et les avantages d'un traitement rationnel. — 1824.

5° De l'influence de l'estomac sur la production de l'apoplexie, ouvrage in-8°, couronné par la Société de médecine de Bordeaux. — 1824.

6° De la non existence du virus vénérien, prouvée par l'observation, le raisonnement et l'expérience, avec un traité pratique des maux vénériens; 3 volumes in-8° — 1826.

7° De l'influence de l'estomac sur la production des affections cérébrales. — 1825.

8° Observations diverses sur l'utilité de l'iode. — 1826.

9° Mémoire sur les combustions spontanées.

10° Histoire de trois cas rares (arch. de méd.).

11° Histoire de divers cas de gastro-entérites, colites, pneumonies, etc. (Journal de la médecine physiologique).

12° Observations d'apoplexies dépendant de gastrites chroniques (ibidem).

13° Observations de maladies cancéreuses de la langue et des lèvres (ibidem).

14° Analyse du traité des maladies rhumatoïdes, par L. Gosse (ibidem).

15° Mémoire sur le choléra-morbus de l'Inde, etc., etc.

16° Biographie des médecins de la Haute-Loire. — 1833.

17° Rapport fait à la chambre des députés sur la nécessité d'établir un hôpital militaire à Vichy. — 1847.

18° Mémoire sur l'influence du plaisir dans le traitement des maladies. — 1828, 1840 et 1855.

AVANT-PROPOS.

Cette notice, rédigée dans la seule intention d'acquitter un tribut académique, n'était point destinée à la publicité.

Je ne me suis décidé à la livrer à l'impression que sur les observations de quelques amis, qui ont pensé que les documens qu'elle renferme sur la nature et les propriétés des eaux de Néris, ainsi que sur les divers moyens d'action dont nous disposons, pouvaient avoir quelque intérêt pour les médecins et pour les malades qui ont l'intention de venir visiter notre établissement.

Je ne donnerai donc pas à cette faible esquisse le titre pompeux de *Guide du Baigneur*, dont on a trop souvent abusé.

.Je m'empresse de déclarer que j'ai puisé la plupart des renseignemens historiques qui concernent l'ancienne ville de Néris, dans un intéressant ouvrage publié, en 1822, par M. Boirot Desservier, médecin-inspecteur, et qui est malheureusement très-rare aujourd'hui. C'est au zèle chaleureux et au dévoûment sans bornes de ce médecin qu'est due la restauration de nos thermes. Si les grands services recevaient toujours la récompense qui leur est due, le souvenir de M. Boirot devrait être consacré à Néris par un monument digne de sa mémoire, tandis que son nom n'est même pas gravé sur la plus modeste pierre ! J'espère que cette injustice sera réparée quelque jour. En attendant, j'ai demandé l'autorisation de donner son nom, ainsi que celui de M. Falvard de Montluc, mon prédécesseur, qui présida à la restauration des sources et à l'aménagement des eaux dans le nouvel établissement, à deux de nos puits, innommés jusqu'à présent.

NOTICE

SUR

LES EAUX THERMALES DE NÉRIS.

NÉRIS.

Néris est un bourg de 8 à 900 habitans, situé dans le département de l'Allier, dans l'arrondissement et le canton de Montluçon, dont il est chef-lieu de commune. Il est traversé par la route impériale de Clermont à Paris par Bourges. Il est à une lieue de Montluçon, à 14 de Clermont, à 18 de Moulins et à 70 de Paris. Il est situé au 46ᵉ degré de latitude et au 20ᵉ 59' de longitude. Son accès est très-facile, et il le devient chaque jour davantage, grâce aux nombreuses voies ferrées qui sillonnent une partie du territoire de la France. Bientôt le chemin de fer de Paris à Clermont recevra un embranchement de Moulins à Montluçon (la concession en a été faite); on pourra donc, dans peu d'années, venir directement et rapidement de Paris à Néris.

Coquettement placé à mi-coteau, au centre de plusieurs vallées riantes; entouré de vergers, de vignes,
de prairies, il domine l'immense plaine qu'arrose le
Cher. L'air y est pur et salubre, le climat tempéré;
son sol granitique y est presque toujours sec; aussi,
les maladies endémiques y sont-elles inconnues.
Ces heureuses dispositions topographiques, ainsi
que l'habitude de se baigner au moins une fois la
semaine, en toute saison, exercent une favorable
influence sur la santé des habitans, qui sont en
général forts et robustes; les jeunes filles sont ré-
marquables par la fraîcheur et l'éclat de leur teint.

En voyant aujourd'hui cette petite ville si hum-
ble, si calme, qui semble sommeiller pendant huit
mois de l'année, on ne se douterait pas qu'elle eut
autrefois de brillantes destinées. Il est pourtant in-
contestable qu'à l'époque où les Romains domi-
naient dans les Gaules, elle eut d'immenses palais,
des temples pompeux, de vastes arènes, des thermes fastueux, comme le prouvent les nombreux et
précieux débris qu'on a extraits des entrailles de
son sol. Mais elle ne peut justifier de sa splendeur
passée que par ces témoins muets, car elle n'a pas
conservé une page dans l'histoire. Le temps, qui
détruit tout, aurait peut-être effacé jusqu'à son

nom, s'il avait pu suspendre la marche souterraine de ses bienfaisantes eaux. Grâce à celles-ci, les chaumières qui occupèrent longtemps l'emplacement des anciens palais, ont fait place à leur tour à d'élégantes constructions. La ville renaît, se transforme, grandit chaque jour et s'apprête à se montrer digne des brillantes destinées que l'avenir lui réserve sans doute.

ANCIEN NÉRIS.

Néris, ville d'une ancienneté gauloise, dit Piganiol de la Force, était, à ce qu'on croit, la *Gergovia Boiorum.* Les Romains, l'appelaient *Nerius, Nerisius, Nera, Aquæ Neri,* ou *Neriensis Vicus.*

On fait remonter l'époque de sa fondation au premier siècle, et on est autorisé à penser que c'est dans le second qu'il brilla de tout son éclat. Il existait au commencement du IVe siècle, car on a découvert une grande quantité d'ossemens humains et de bêtes féroces dans les arènes, et on sait que ce ne fut que l'an 325 que l'empereur Constantin abolit le spectacle des combats.

André Duchesne prétend que Néris fut bâti par l'empereur Néron, ou sous son règne. « On est » fondé à croire, dit M. Boirot Desservier, qu'il se » plut à lui donner son nom. » Cette généalogie peu flatteuse, à mon avis, lui paraît justifiée, parce qu'en 1728 il existait encore, au centre de Néris, sur la place des Noyers, les débris d'une tour qui avait 24 mètres de hauteur, entourée d'un large fossé et pavée en mosaïque, qui portait le nom de cet empereur; et parce qu'on avait trouvé, sur la couverture du grand aqueduc, une inscription portant *ne*, final d'un mot, et ensuite *Nerio*; ce qui a porté à croire qu'elle était ainsi conçue : *A Nerone*, *Nerio*. J'avoue que ces preuves ne me paraissent pas des plus convaincantes. Une tour élevée à Néris peut bien avoir reçu le nom de Néron, sans qu'il eût fondé et nommé cette ville : la flatterie envers les souverains fut de tous les temps. Quant à l'inscription, il me paraît probable que, si elle eût été destinée à consacrer l'origine de Néris, elle n'aurait pas été placée sur un aqueduc, et que, dans tous les cas, elle eût dit : *A Nerone, Nerius*, et non *Nerio;* et s'il m'était permis de substituer une hypothèse à une autre, je dirais que cette inscription avait été placée là pour établir le point de départ et de destination de l'aqueduc, et qu'elle disait, par exemple : *A Marcone*, *Nerio : de Marcoing à Néris*. Mais je me hâte d'avouer mon incompétence en pareilles matières, et après avoir exprimé mes doutes, j'attendrai que de plus experts que moi résolvent la question.

Néris fut plusieurs fois envahi et saccagé : d'abord en 354 ou en 355, sous Constant II, par les barbares, qui firent alors irruption dans les Gaules et ravagèrent le Berry, ainsi que plusieurs autres provinces. Réédifié par Julien, vainqueur de ces barbares, et par ses successeurs, il succomba encore, en 421, sous la terrible main de Clovis, et plus tard, enfin, il reçut un dernier coup de la part des Normands.

Aux jours de sa splendeur, Néris avait de nombreux palais; les plus importans étaient placés sur les parties latérales des arènes et autour de l'établissement thermal. Celui du gouvernement, qu'habita plus tard le roi Pepin, occupait une pièce de terre qu'on appelle aujourd'hui le *Champ des Petits Kars* et qui est voisine du camp. On a extrait de cet emplacement une grande quantité de morceaux de marbre, de débris de colonnes à grosses ou à petites cannelures, qui révèlent la majestueuse élégance que devait avoir cet édifice.

Parmi les temples dans lesquels on adorait les diverses divinités du paganisme, ou celles que la tradition locale faisait considérer comme protectrices de Néris, s'en trouvait un dédié aux chefs du gouvernement. On s'autorise, pour appuyer cette opinion, de l'inscription suivante, qui fut trouvée, en 1776, sur une pierre :

NVMINIBVS
AVGVSTORVM
JVNONIBVS
VICANI
NERIO MAGIENSES.

Si l'on en croit le curé Renaud, qui s'est long-temps occupé avec zèle des antiquités de Néris, le temple auquel appartenait cette inscription était placé dans le champ du Pechin. Il assure que les restes en furent mis à nu en 1784, en nettoyant les fossés de la route de Néris à Montaigu, et qu'il a vu les assises des colonnes.

Néris avait le triste privilège d'avoir ses arènes et ses combats sanglans. L'emplacement qu'occupèrent celles-ci, appelé plus tard le *Champ des Os*, à raison de la grande quantité d'ossemens de toute espèce qu'on y a découverts, avait la forme d'un arc. La demi-circonférence était de 168 mètres, et le devant, qui représentait la corde de l'arc, avait 68 mètres de longueur; l'épaisseur de l'amphithéâtre, y compris les gradins, était de 14 mètres.

Dans le demi-cercle, il y avait dix tours carrées placées à égale distance les unes des autres; elles étaient remplies de sable, comme l'ont démontré les fouilles qu'on a faites. Il ne reste aujourd'hui que les débris de l'une d'elles. Nous avons constaté, en poussant les fouilles jusque sur le roc, qu'elle n'avait aucune communication avec les arènes, ce qui exclut la pensée qu'elles pussent servir à remiser les bêtes féroces, ou les malheureux destinés à leur être jetés en pâture. N'étaient-elles destinées, comme le croit M. Boirot, qu'à entreposer le sable nécessaire pour couvrir l'emplacement des combats? N'étaient-elles pas plutôt des contreforts pour appuyer le mur d'enceinte qui supportait l'amphithéâtre? et le sable qu'elles contenaient n'était-il pas destiné à retenir de grands mâts qui soutenaient un immense *velarium* pour abriter les spectateurs contre l'ardeur du soleil? Ce sont là des questions que n'ont point encore résolues les savans.

On a trouvé, dans diverses fouilles qui ont été faites dans les arènes, des débris de colonnes, des chapiteaux, beaucoup de fragmens de marbre; dans l'une d'elles, dirigée par M. Boirot, on découvrit de grands escaliers circulaires, des débris de poterie, des ossemens de toute espèce, des épingles à cheveux, des agrafes. Malheureusement, le défaut de fonds et la nécessité de former sans délai la promenade qu'on admire aujourd'hui, ne permirent pas de continuer les recherches.

De chaque côté de l'amphithéâtre partait une muraille épaisse d'environ deux mètres, dont on voyait naguère encore les fondemens, et qu'on a pu suivre jusqu'à 200 mètres sans en trouver le terme. On a supposé que c'était le rempart. On a trouvé, tout près, une épée à poignée romaine, dont la lame avait deux tranchans, et une masse de plomb du poids de 80 kilogrammes.

L'édifice le plus remarquable qu'on ait découvert à Néris est celui qui existait à gauche et à 200 mètres de l'amphithéâtre. Il se composait d'une multitude de chambres, dont quelques-unes étaient décorées de terris et de peintures à fresques, et auxquelles on n'a découvert aucune porte d'entrée.

De l'amphithéâtre et de la ville, on descendait, par une rampe, dans le vallon qu'il fallait franchir pour se rendre au temple de Pallas, au camp, ou au palais du gouvernement. Ce vallon était entrecoupé d'écluses et contenait de belles piscines, que des fouilles exécutées récemment dans une prairie ont fait découvrir. Malheureusement, le propriétaire s'est vu obligé, faute de fonds, de les enfouir de nouveau. Mais on connaît leur emplacement, et il faut espérer que nous devrons quelque jour aux libéralités du Gouvernement les moyens de les exhumer définitivement.

Le camp de César est encore assez bien conservé; il est au couchant de Néris et de forme triangulaire; il était défendu à l'est et à l'ouest par un profond ravin, et partout ailleurs par une levée de terre palissadée, qui forme aujourd'hui un amphithéâtre élevé, tout couvert de fougères et de buissons qui en rendent l'escalade difficile.

L'édifice thermal devait avoir une grande magnificence. Lorsque, sur les vives instances de M. Boirot, le Gouvernement se décida à fonder un établissement digne de la réputation des eaux de Néris, on découvrit, au grand étonnement de tout le monde, à 5 mètres 522 millimètres de profondeur, les restes des thermes romains, dont on avait ignoré jusqu'alors l'emplacement; les fouilles qui furent faites avec soin permirent de reconnaître que deux établissemens avaient existé successivement sur ce point, et que le dernier avait été élevé avec une partie des débris de l'ancien et lui avait été superposé. Ainsi d'anciennes naumachies avaient été remblayées avec des décombres composés d'une quantité immense de marbres de toute espèce, de chapiteaux, d'entablemens, de fûts de colonnes. Un *laconicum*, placé à la tête de deux grandes piscines, reposait par ses fondemens sur des fûts de colonnes et des entablemens entassés. Ce dernier établissement était loin d'avoir l'élégance et la somptuosité du premier. Suivant M. Boirot, l'établissement primitif se composait d'une série de piscines contiguës au bassin thermal, flanquées de naumachies considérables sur leurs parties latérales, entourées de galeries élégantes, de péristyles, de portiques, de beaux appartemens destinés au service des bains et se terminant par des *laconicum*, qui eux-mêmes joignaient d'autres monumens qui n'ont pas été décombrés ; le trop-plein de leurs eaux tombait des deux côtés dans d'immenses aque-ducs.

Les piscines, en pierres de taille, entourées de gradins, étaient pavées et revêtues de fortes plan-ches de marbre qui avaient résisté à la main des-tructive des barbares. Elles étaient voûtées.

Les *laconicum*, circulaires ou carrés, étaient bâtis avec des briques épaisses et recevaient le ca-lorique et la vapeur, provenant d'un réservoir sou-terrain, par une multitude de petites cheminées composées de tuyaux carrés en briques, superposés les uns aux autres, et ayant une ou deux ouvertures sur deux de leurs côtés opposés. Ces cheminées en formaient le pourtour et étaient masquées par des planches minces en marbre blanc.

La galerie de l'ouest était soutenue par des co-lonnes de 4 mètres 223 millimètres de hauteur, éloignées les unes des autres de 2 mètres 599 mil-limètres, et faites en pierre calcaire susceptible du plus beau poli. Elles étaient couronnées de chapi-

2

teaux chargés de feuilles d'acanthe et de rosaces appartenant à l'ordre corynthien, dont on peut admirer l'élégance sur quelques-uns qui sont exposés dans la galerie transversale. Elle figurait en face du coteau, avec une autre galerie soutenue par des colonnes en granit, d'un ordre moins sévère, et servant probablement de péristyle à un temple, comme cela existait près de tous les thermes de Rome ou de la Grèce.

A deux pieds au-dessous de cette galerie, en se rapprochant du grand bassin, régnait une naumachie dont on ne put connaître le commencement mais dont on vit une longueur de 39 mètres; sa largeur était de 7 mètres 146 millimètres. Elle était terminée à son extrémité inférieure par plusieurs rotondes correspondant entre elles, et formant la suite et le complément des *laconicum*. Elle était pavée et revêtue en marbre blanc.

Entre les naumachies et les piscines régnait un immense aqueduc de 1 mètre 737 millimètres de profondeur, qui était destiné à s'emparer des eaux d'infiltration et à empêcher leur mélange avec l'eau thermale, et, enfin, à recevoir le trop-plein des bassins.

On comprend que la conservation et la restauration de ces anciens thermes auraient eu une grande
importance. M. Boirot Desservier fit tous ses efforts
pour arriver à ce résultat, mais ils furent inutiles ;
on recula devant la dépense, et on enfouit à jamais ces antiques et précieux restes de la splendeur romaine, qui auraient fait l'admiration des
étrangers et peut-être la fortune des habitans de
Néris.

Le cadre que je me suis tracé est trop limité
pour me permettre d'insister davantage sur des détails historiques. J'ajouterai seulement, pour com-
pléter la preuve de l'importance qu'avait alors Néris : 1o que les Romains avaient construit à grands
frais d'immenses aqueducs qui allaient chercher à
près de quatre lieues les eaux de source d'Arces,
et qui recueillaient toutes celles qui se trouvaient
sur le trajet de leur sinueux parcours, à Ronnet,
Dardat, Villebret et Marcoing. Ces aqueducs étaient
si solidement construits qu'il en reste encore quelques parties d'intactes ;

2o Que diverses voies romaines y aboutissaient,
et que les colonnes milliaires, de Bruères, Drevant,
Argenton, Chantelle, etc., indiquaient les distances
de ces diverses villes à Néris ;

3° Enfin , que les fouilles qui ont été faites à
diverses reprises , sur divers points de son enceinte ,
ont fait découvrir des amphores de toutes les dimensions et de toutes les formes, des vases étrusques, des statues en marbre et en bronze de toutes
les grandeurs, des mosaïques, des marbres précieux, des débris de colonnes, des inscriptions de
toute espèce, des médailles du plus grand prix.
En 1720, M. Gareau Cherol, savant antiquaire de
Montluçon, fit cadeau au cabinet de Sainte-Gene-
viève de Paris d'une grande quantité de médailles
en or, en argent ou en bronze, d'une lampe sé-
pulcrale, de diverses statues, de vases étrusques et
autres curiosités qui provenaient de Néris. Ce présent parut si précieux à l'Administration, qu'elle
décida à l'unanimité que le buste de ce généreux
donateur serait placé dans le lieu de ses séances.
Beaucoup d'autres cabinets se sont également enri-
chis de nos dépouilles.

J'espère que, dans un des pavillons nouvellement
construits , on consacrera une pièce à un musée
où nous pourrons exposer ce qui nous reste encore
de ces riches débris de l'art antique, et que cette
collection, enrichie par des dons volontaires ou par
des acquisitions, deviendra bientôt intéressante

pour les savans qui viennent visiter nos thermes, car chaque jour on fait de nouvelles découvertes.

On a trouvé, l'année passée, dans une maison de la Grande-rue, une amphore de forme arrondie, en poterie, vernissée à l'intérieur, qui avait 55 centimètres de hauteur et 2 mètres de circonférence, ainsi qu'une inscription en marbre, malheureusement mutilée, qui porte ces mots :

```
 MINIB·AV       ET  NERI
   IS·FIL·EQVES     R·II·VIR·II
    LVcII·IVLIIEC   ESTRIS FILII
   IS· poRTICVS· QVIBVS· FoNTES
  I· OMNIBVS· SVIS· ORNAMENTIS
```

On voit qu'après la dédicace ordinaire aux dieux et aux magistrats, elle était destinée à consacrer le souvenir des fondateurs des fontaines avec tous leurs ornemens.

———◦◦◦———

ÉTABLISSEMENT THERMAL.

L'importance d'un établissement thermal s'apprécie, non-seulement par la quantité et par les propriétés particulières de ses eaux, mais encore par la multiplicité des procédés à l'aide desquels on peut varier leur administration. Celle-ci, pour être utile, ne doit pas être empirique : elle doit être dirigée par le flambeau de la physiologie et de l'expérience pratique. L'eau thermale est entre les mains du médecin un remède qu'il doit pouvoir doser suivant le tempérament, l'âge, la maladie et les idiosyncrasies de chaque individu. Aussi s'est-on efforcé de réunir à Néris tous les moyens de remplir les indications les plus diverses, et de profiter de toutes les améliorations dont on avait apprécié ailleurs l'importance.

Une rapide description de l'établissement permettra d'en juger.

On administre les eaux dans deux bâtimens séparés par une petite place. Celui qui est près des sources, appelé le petit établissement, est consacré à la classe peu aisée et aux malades de l'hospice. Il a, pour le service de chaque sexe, une piscine tempérée, une piscine chaude, des cabinets de douches et une salle d'étuves; il y existe, en outre, des cabinets pour douches de vapeur, étuves partielles ou par encaissement, et une douche écossaise.

La température de la piscine tempérée est de 35° centigrades; celle de la piscine chaude est de 40° le matin, pour les bains entiers de 15 à 25 minutes, et de 43° le soir, pour bains de pieds ou simples immersions. La température des douches est ordinairement de 40 à 45 degrés.

Le grand édifice thermal a été commencé en 1818. Il a été fondé sur l'emplacement qu'occupaient jadis les thermes romains. Il n'était arrivé qu'à la hauteur du premier cordon, lorsqu'en 1826 S. A. R. Mme la duchesse d'Angoulême posa la première pierre d'un des socles, du côté du jardin. En 1838, l'aile gauche fut livrée au public.

Ce n'est qu'en 1853 que les travaux, longtemps abandonnés, ont été repris. Ils ont été conduits avec activité, et tout fait présumer qu'ils seront terminés à la fin de 1855. Nous disposerons alors d'un plus grand nombre de baignoires et de douches, et nous pourrons consacrer une aile entière au service exclusif des dames.

L'édifice thermal est un parallélogramme de 60 mètres de longueur sur 40 de largeur. Les deux ailes latérales sont réunies, du côté du jardin, par trois beaux salons, et du côté de la place, par des arcades qui formeront une galerie couverte. Aux quatre angles existent d'élégans pavillons, dont l'un sert d'habitation au médecin-inspecteur.

Dans l'état actuel, nous avons à notre disposition 47 baignoires, 53 douches descendantes, 5 douches écossaises, 8 douches ascendantes, 2 piscines tempérées, 2 piscines chaudes, 2 salles d'étuves, 2 cabinets pour bains russes et massage, 2 cabinets pour douches de vapeurs, 2 cabinets pour bains de vapeurs partiels ou par encaissement, et tous les appareils nécessaires pour administrer convenablement les pédiluves, les manuluves, les bains de jambes et les bains de siège.

Disons un mot maintenant de chacun de ces moyens d'action.

BAINS DE CABINETS.

Des 47 baignoires dont nous avons parlé, 25 occupent la galerie et 22 sont placées dans l'étage situé au-dessous des salons.

Les baïgnoires de la galerie sont toutes en marbre noir; elles contiennent plus de 500 litres d'eau. Elles sont placées en contrebas du sol. Des gradins mobiles et des mains en bronze fixées dans le mur, permettent aux malades d'y descendre facilement. L'eau y arrive par le fond; les robinets sont ouverts à l'aide d'une clef qui reste entre les mains des baigneurs, pour que les malades ne puissent pas modifier à leur gré la température de leur bain.

Sur une plaque métallique adhérente au sol, est tracée une espèce de cadran dont chaque ligne correspond à un degré d'ouverture du robinet; ce qui permet de donner des bains à eau courante et à une température déterminée. Le niveau de l'eau dans la baignoire est fixé par un trop-plein facultatif, à l'aide duquel on peut donner à volonté des demi-bains et des bains de siège.

Un thermomètre flotte constamment sur l'eau,
pour que les malades puissent vérifier si la température de leur bain est bien celle qui a été prescrite
par le médecin.

Chaque baignoire a un appareil de douches.

Les cabinets sont bien éclairés, bien aérés et
décorés convenablement. Une bouche de chaleur,
qu'on ouvre à volonté, permet d'élever leur température, et des vasistas favorisent, si cela est nécessaire, la pénétration de l'air extérieur. Les malades peuvent ainsi être placés dans les conditions
les plus utiles à leur santé.

Les 22 baignoires des salles basses sont d'un seul
bloc de granit de Saint-Amand et de la même dimension que les précédentes. Elles occupent deux
salles voûtées. Dans celle qui est destinée aux hommes, elles ne sont séparées les unes des autres que
par une cloison en bois de 1 mètre 50 centimètres.
Dans celle des dames, elles occupent de petits cabinets donnant tous sur un étroit corridor, et qui
ne sont fermés que par des rideaux. Cette disposition, qui, au point de vue de l'isolement, n'est
point aussi favorable que celle des cabinets de la

galerie, est préférable pour certains malades, car
là aussi chaque baignoire a son appareil de douches ;
et lorsque celles-ci sont administrées simultanément,
la vapeur qui en résulte se concentre et élève la
température des salles, qui réunissent alors les avantages d'une petite étuve et d'une salle d'aspiration.

On ne comprendrait pas comment avec un nombre de baignoires aussi restreint, on peut faire face
aux nécessités du service, si on ne savait pas qu'il
y a cinq séries de bains par jour, et qu'on dispose
de vastes et élégantes piscines où un grand nombre
de personnes peuvent se baigner à la fois.

DES PISCINES.

Il existe, dans le grand établissement, une piscine tempérée et une piscine chaude au service de
chaque sexe.

Les piscines tempérées sont de vastes bassins
de 8 mètres 15 centimètres de longueur sur 5 mètres 75 centimètres de largeur ; leur profondeur
moyenne est de 1 mètre 30 centimètres du côté
des hommes, et de 1 mètre 20 centimètres du côté
des dames.

Le fond est pavé en dalles bien unies. Un tuyau présentant de nombreuses ouvertures en fait le tour, de manière à ce que le mélange de l'eau chaude s'opère rapidement et uniformément. Des banquettes règnent sur un des grands côtés ; des barres de fer, scellées dans le mur, donnent un point d'appui solide aux malades. Des échelles de corde pendent du plafond pour ceux qui veulent se livrer aux exercices gymnastiques ; des plaques de liège, des flotteurs de toute espèce sont à la disposition des novices dans l'art de la natation. De nombreuses marches permettent de descendre dans les bassins, comme de prendre à volonté des pédiluves et des bains de siège.

Les salles qui les contiennent sont éclairées par le plafond, où existent de doubles vitrages qui permettent de favoriser l'issue de la vapeur, sans laisser pénétrer trop brusquement l'air extérieur. Leurs parois sont tapissées, dans toute leur hauteur, de carreaux en faïence blanche et encadrées par une bordure bleue. Il existe dans chacune d'elles cinq cabinets vestiaires et trois cabinets de douches.

La température de la piscine tempérée des

hommes est constamment de 34 à 34° 1/2 centigrades; celle de la piscine des dames est de 33 1/2
à 34°, de quatre heures du matin à huit heures et
de trois à quatre heures du soir, et de 30 à 31°,
quelquefois moins, de huit heures à dix heures.

De cette façon, les dames nerveuses peuvent
prendre des bains frais ou tempérés, suivant l'heure
à laquelle elles se rendent à l'établissement.

PISCINES CHAUDES.

Les bassins des piscines chaudes sont un peu
moins grands et moins profonds que les précédens :
ils ont 5 mètres de longueur et 4 mètres 33 centimètres de large. On y descend par de nombreuses
marches dont la plupart sont recouvertes par l'eau.
On peut ainsi prendre un bain de pieds en se te-
nant sur les supérieures, un bain de siège en s'as-
seyant plus bas, et, enfin, un bain entier en pénétrant dans le bassin. Des barres de fer, apposées
le long de l'escalier, donnent un appui solide aux
malades chancelans, et des cordes tendues d'une
extrémité du bassin à l'autre, leur permettent de
se promener, tout en étant soutenus. Un trottoir
qui fait le tour du bassin permet aux gens de ser-

vice de donner aux malades tous les secours dont ils pourraient avoir besoin.

Les salles sont décorées comme celles des piscines tempérées; elles sont précédées de vestiaires chauffés et ont chacune, sur une des galeries, deux cabinets de douches attenans. La température de ces piscines est de 40° le matin, pour les bains entiers de 15 à 25 minutes, et de 43° l'après-midi, pour les bains de jambes et les simples immersions.

Les 4 piscines occupent, avec les cabinets d'étuves, l'intervalle qui se trouve entre les deux ailes de l'édifice; elles sont séparées entre elles par de vastes corridors.

ÉTUVES.

Il existe à l'usage de chaque sexe :

1° Un cabinet destiné à l'administration des bains russes et du massage, dans lequel se trouve un appareil pour douche écossaise;

2° Un cabinet pour les bains de vapeur partiels ou par encaissement;

3° Un cabinet pour les douches de vapeur. Ce

cabinet est séparé du corridor par une porte en fer,
qui présente une ouverture qu'on ferme à volonté
et à travers laquelle on peut faire passer le tuyau
conducteur de la vapeur fournie par une chaudière
à Papin. De cette manière, les malades auxquels
la température élevée du cabinet pourrait être préjudiciable, peuvent recevoir leur douche dans le
corridor, qu'il est extrêmement facile d'aérer et de
rafraîchir ;

4º Enfin, au centre de ces diverses pièces, se
trouve la salle d'étuve, appelée l'*Enfer*. Cette salle,
bien éclairée et élégamment décorée, reçoit la vapeur et le calorique d'un vaste réservoir placé au-
dessous et dont l'embouchure, en forme de puits,
s'ouvre vers son centre. Ce puits peut être recou-
vert d'un chapiteau, de sorte qu'à volonté on peut
avoir une étuve sèche ou humide. La température
de cette salle est ordinairement de 40º ; on peut, si
le besoin s'en fait sentir, l'élever en y faisant pénétrer la vapeur fournie par la chaudière. L'étuve est
précédée de deux vestibules ou vestiaires fermés par
des portes en fer, et le corridor, qui fait le tour de
toutes les salles, est chauffé par un réservoir sou-
terrain. Un petit cabinet, destiné aux médecins,
est adossé aux étuves, avec lesquelles il commu-
nique par une petite croisée ; de sorte que ceux-ci

peuvent voir dans les deux salles et tâter, au besoin, le pouls de leurs malades.

DES DOUCHES.

L'administration des douches produit des résultats d'autant plus favorables qu'on peut à volonté graduer le degré de température de l'eau, ainsi que la force du choc qu'elle doit produire.

Il existe sur la voûte de la galerie d'immenses bassins d'eau chaude et d'eau refroidie élevées à l'aide de pompes, destinés à alimenter les petits réservoirs placés au-dessus de chaque cabinet, et dans lesquels le doucheur opère le mélange; celui-ci doit donner à l'eau de la douche le degré de température fixé par le médecin. La prescription, à cet égard, lui est transmise par un mécanisme ingénieux; il consiste dans un régulateur sur lequel sont marqués les divers degrés du thermomètre, établi dans chaque cabinet et dans chacune des parties de l'étage supérieur qui lui correspond. Une tige mobile en occupe le centre et est armée, à ses deux extrémités, d'une aiguille latérale qui s'arrête en haut sur le même numéro qu'elle désigne en bas; de cette manière, il n'y a pas d'erreur possible.

Le doucheur, averti par le bruit d'une sonnette qui s'agite au moindre mouvement qu'on imprime à la tige centrale, n'a qu'à regarder le numéro sur lequel est arrêtée l'aiguille, pour savoir quel degré il doit donner à la douche qu'il prépare; cela se fait sans bruit et sans retard.

La force de la douche est en raison de l'élévation des réservoirs, de la plus ou moins grande quantité d'eau qui s'écoule dans un temps donné, et de la nature des ajutages qui sont placés à l'extrémité des tuyaux.

Les douches des cabinets de la galerie peuvent avoir 5 mètres 50 centimètres ou 7 mètres 40 centimètres de chute; celles des salles basses, 2 mètres 50 centimètres, si l'eau est fournie par les bassins situés derrière les piscines, ou 9 mètres, si elle provient des réservoirs de la galerie.

Les tuyaux de douche sont, dans leur moitié supérieure, en plomb ou en cuivre, et dans leur moitié inférieure, en caoutchouc; les deux parties sont réunies par une matrice armée d'un robinet, à l'aide duquel on peut briser la colonne d'eau et n'en laisser passer qu'une partie. L'extrémité du

3

tuyau en caoutchouc est également munie d'un robinet au moyen duquel on modère à volonté la force
de projection; elle est disposée de manière à recevoir soit des pistons de calibres divers, soit des
pommes d'arrosoir de toute dimension. Par ces divers moyens, on peut produire l'effet d'une pluie
douce, d'une espèce de fomentation, ou bien celui d'une flagellation plus ou moins vive et d'un
choc plus ou moins violent. Les tuyaux en caoutchouc étant très-flexibles, permettent d'administrer
les douches sur toutes les parties du corps et dans
toutes les directions. Il en existe d'assez longs pour
arriver au fond de la baignoire; les uns, terminés
par une canule armée d'un robinet, servent aux
dames qui veulent s'administrer des injections pendant la durée de leur bain; d'autres, munis d'une
pomme d'arrosoir, sont consacrés à l'administration
des douches à *ondulation* : j'appelle ainsi celles qui
ne frappent pas directement le corps et qui agissent
à travers quelques centimètres de l'eau du bain; il
en résulte un bouillonnement violent et la production
d'ondulations qui, dirigées sur les parois du ventre,
exercent une espèce de massage qui active la circulation du sang dans la veine porte, et favorise la résolution des engorgemens de la cavité abdominale.
J'en ai obtenu les plus heureux résultats dans toutes

les maladies chroniques du tube digestif et de ses annexes. Nous avons enfin des appareils de douches organisés de manière à pouvoir instantanément augmenter ou diminuer la température de l'eau, et d'autres qui permettent de l'administrer, à volonté, froide, chaude, tempérée, ou alternativement chaude et froide.

La douche écossaise est, on le sait, alternativement chaude et froide; mais ses effets varient nécessairement, suivant que la transition est plus ou moins violente. Il importait donc de pouvoir doser le chaud et le froid, suivant les dispositions individuelles; c'est ce qui a lieu à Néris : le médecin fixe pour chaque malade la température de chacun des réservoirs qui doivent alimenter la douche, et il la modifie, à mesure que celui-ci s'habitue au remède.

Un cabinet de la galerie, contenant 3 douches ascendantes, est à la disposition des dames. Les hommes ont, pour le même service, 5 cabinets établis dans une salle basse.

A part les cas où, dans le but de provoquer le flux menstruel ou de rétablir le flux hémorrhoïdal supprimé, on recourt à des douches périnéales, à une température élevée, les douches ascendantes sont généralement prises à la température de 33 à 34°. Un robinet placé sous la main du malade permet à celui-ci de modérer à volonté la force de projection de l'eau.

Il existe, enfin, dans le grand établissement, une petite fontaine ou buvette qui reçoit directement l'eau, pour la boisson, du puits de la Croix ; des chauffoirs pour le linge ; et dans la galerie, de nombreuses plaques de fonte à travers lesquelles pénètre le calorique dégagé par l'eau d'un réservoir souterrain.

DU SERVICE.

La régularité du service, dans un grand établissement, est une des principales conditions de succès. Il est important que les malades n'aient à redouter ni privilège, ni passe-droit ; qu'ils n'aient point à se préoccuper du soin de s'assurer un bain, et qu'ils trouvent dans tous les employés des agens intelligens, empressés et exercés dans les fonctions qui leur sont confiées.

A mesure que les malades arrivent à Néris, ils

prennent rang dans une des séries de bains, qu'ils
choisissent à volonté. Si celle qui leur conviendrait
le mieux est remplie, ils font inscrire leur récla-
mation sur un registre à ce destiné, et il y est fait
droit, suivant leur numéro d'ordre, lorsqu'arrivent
des vacances. Une fois inscrits dans une série, ils
occupent tant qu'ils le veulent le même cabinet,
prennent leur bain à la même heure et ils reçoivent
les soins du même baigneur. Chaque jour un petit
postillon vient les prévenir à domicile que leur bain
est prêt, et on ne dispose de celui-ci que lorsqu'ils
déclarent qu'ils ne veulent pas en profiter ce jour-
là. D'élégantes chaises à porteurs, couvertes en
tissu imperméable, sont à leur disposition pour
l'aller et le retour, et le prix de la course ou de
l'abonnement pour la saison est fixé par un tarif
affiché.

Chaque service a ses employés distincts et de
sexes différens.

Les doucheurs ne sont occupés qu'à préparer
les douches; les baigneurs et baigneuses de la galerie sont, chacun, chargés d'administrer les bains
et les douches dans trois cabinets; deux hommes
et deux femmes desservent les salles basses; un

homme et une femme administrent les douches ascendantes ; trois hommes et trois femmes sont chargés du service des piscines ; un baigneur et une baigneuse sont chargés des étuves et des bains russes ; d'autres, des douches de vapeurs et des vapeurs partielles. Ainsi, tous les services ont des agens spéciaux et expérimentés. Tous les employés ont un costume uniforme ; ils sont polis, complaisans et dévoués.

La direction générale est confiée à un régisseur, qui a des baigneurs-chefs sous ses ordres, et qui agit sous la surveillance et d'après les ordres exclusifs du médecin-inspecteur.

Ainsi organisé, le service se fait avec un ordre et une ponctualité remarquables, et il est fort rare qu'un malade ait une plainte à formuler.

DES SOURCES.

L'eau thermale est en si grande abondance à Néris, qu'il nous serait possible de donner deux mille bains par jour. On a évalué à 1,000 ou 1,100 mètres cubes la quantité fournie par les sources en vingt-quatre heures.

Le bassin dans lequel elle sourd , à 4 ou 5 mètres au-dessous du sol actuel, occupe un espace
dont la circonférence est à peu près de 45 mètres,
et est situé immédiatement au-dessus du petit établissement.

Jusqu'en 1832, on ne connaissait à Néris que
trois sources recueillies dans les puits de la Croix,
de César et le puits Carré; mais les fouilles qui
furent faites à cette époque, sous la direction de
M. Falvard de Montluc, médecin-inspecteur, firent
découvrir trois puits nouveaux, ainsi que les fonda-
tions de l'ancien puits de César, auprès duquel
avait été bâti plus superficiellement celui qui portait ce nom. On reconnut alors que la principale
source jaillissait au milieu de ces anciennes constructions, et qu'une petite partie seulement de son
eau devait pénétrer dans le puits voisin. On profita
de ces anciens travaux exécutés par les Romains,
et on éleva ainsi jusqu'au-dessus du sol les six puits
actuellement existans.

L'eau qui les alimente tous provient certainement d'une même nappe qui se fait jour par six
crevasses d'inégales dimensions, car lorsqu'on abaisse
le niveau de l'eau dans le puits de César, qui est

le plus profond, celui de tous les autres s'abaisse
également, quoique dans des proportions différentes.
Quant à la différence de température qu'on remarque dans les divers puits, elle peut s'expliquer par
des infiltrations d'eau froide.

Les six puits sont à une petite distance les uns
des autres; le plus éloigné est le puits de la Croix;
il est rond, excepté à son embouchure, où on lui
a donné la forme octogone; son diamètre est de
1 mètre 96 centimètres, et de 1 mètre au sommet;
sa profondeur est de 4 mètres 77 centimètres. La
température de son eau est de 52º à 52º 2/10. Il
est entouré d'un pavillon élégant sous lequel s'abritent
les buveurs et la femme chargée d'administrer l'eau.

Ce puits est consacré exclusivement à fournir la
boisson des baigneurs et à alimenter deux pompes
pour les besoins domestiques des habitans.

Quelques mètres plus bas, se trouvent, à gauche, le puits tempéré, dit *Carré*, parce qu'ancien-
nement il avait cette forme, et, à droite, le puits
Boirot. Ces deux puits sont recouverts par des dalles; ils sont ronds l'un et l'autre, ont 1 mètre
16 centimètres de diamètre et 3 mètres 75 centi-

mètres de profondeur. La température de l'eau du premier est de 43°; celle du second, de 48°.

Un peu plus bas encore, et à peu près entre les précédens, se trouve le grand puits, dit de César, qui fournit à lui seul plus d'eau peut-être que tous les autres réunis. Il est situé dans les salles d'étuves du petit établissement. Son diamètre est de 2 mètres 35 centimètres, et de 1 mètre 60 centimètres à son embouchure, qui est divisée en deux parties par une cloison, pour que chaque moitié fournisse la vapeur et le calorique nécessaires à une salle d'étuve. Sa profondeur est de 5 mètres 30 centimètres. La température de son eau est invariablement de 53° 8/10.

Enfin, au-dessous du puits de César se trouvent, à droite, le puits du Noyer, et, à gauche, le puits Falvard. Ils sont l'un et l'autre à découvert; ils sont ronds. Leur diamètre est de 1 mètre 16 centimètres, et leur profondeur, de 4 mètres. La température de l'eau du puits du Noyer est très-variable : dans l'espace d'un mois, où je l'ai chaque jour étudiée, elle a varié de 47 à 51°. Celle du puits Falvard est de 50 à 51°; mais elle est due en partie au puits de César, avec lequel des communications

furent établies à une époque où le puits Falvard
était consacré aux besoins des habitans. Ce fut
aussi pour en faciliter l'accès qu'on retrancha la
moitié de la circonférence de son orifice.

Outre ces six puits, il existe une source d'eau
à 29°, qui a été recueillie au-dessous des salles
basses du grand établissement; et qui est d'un précieux secours pour l'administration des douches
écossaises. Son eau est élevée jusque dans un bassin placé au-dessus de la galerie, à l'aide de pompes à bras.

Je me suis cru obligé de donner ces détails,
quelque fastidieux qu'ils puissent paraître, pour
prévenir toute erreur; car j'ai vu par certaines con-
sultations de médecins, que ceux-ci, mal rensei-
gnés, croyaient qu'on se baignait aux sources mêmes, et qu'ils pouvaient désigner celle dont la
température leur paraissait préférable pour leurs
malades.

BASSINS.

L'eau qui provient des six puits dont nous avons
d'abord parlé, est recueillie soit dans des bassins
extérieurs, soit dans des réservoirs souterrains. Les

bassins sont destinés, les uns, au nombre de 3,
dans lesquels la température de l'eau est constamment maintenue à la température de 49°, à former
de la nérisine et à fournir l'eau chaude nécessaire
pour les bains, les piscines et les douches ; les
autres, à rafraîchir l'eau et à alimenter le service
d'eau tempérée. La grande difficulté de l'établissement étant d'avoir de l'eau froide ou tempérée,
sans recourir à l'eau naturelle, six grands bassins
sont consacrés à cet usage ; l'un enveloppe le puits
du Noyer, l'autre est placé contre le pavillon de
l'horloge ; deux autres sont situés dans une petite
cour, derrière les piscines, et, enfin, les deux plus
grands, qui ont 45 mètres de circonférence, se
trouvent dans le jardin attenant à l'établissement.

Dans les deux premiers existent des serpentins
dans lesquels l'eau chaude court en sens inverse
de l'eau froide fournie par la fontaine Jallat, et se
refroidit rapidement, sans être dépouillée par l'éva-
poration de ses principes volatils. Malheureusement,
la quantité d'eau ainsi refroidie ne peut pas être
suffisante pour les nécessités du service.

L'eau qui provient du puits de César tombe dans
un vaste réservoir qui l'enveloppe comme un bain-

marie et qui concourt à chauffer les étuves. Celui-ci alimente les douches et les piscines du petit établissement. Les 4/5 de son eau sont conduits directement vers le réservoir des étuves du grand établissement, qui est assez considérable, et dont le trop-plein tombe dans un autre réservoir dont il est également enveloppé : ce dernier sert non-seulement à chauffer les vestiaires, étuves et corridors voisins, mais à alimenter les piscines.

Enfin, il existe un réservoir, dit de *chauffage*, qui reçoit toutes les eaux sans emploi, et qui chauffe la galerie à l'aide de nombreuses plaques en fonte, et les cabinets de bains, à l'aide de soupapes qu'on ouvre à volonté.

Après avoir servi à toutes les nécessités de l'établissement, l'eau tombe dans un aqueduc de fuite et va féconder au loin les prairies, en dégageant pendant sa course sinueuse une épaisse vapeur.

Tous ces réservoirs extérieurs ou souterrains sont disposés de manière à pouvoir se suppléer les uns les autres ; de cette manière, le service ne peut jamais être interrompu ni en souffrance.

PROPRIÉTÉS PHYSIQUES DES EAUX DE NÉRIS.

Maintenant que l'on connaît tous les moyens d'action dont nous disposons , parlons des eaux elles-mêmes et des propriétés thérapeutiques dont elles jouissent.

Les eaux de Néris sont d'une limpidité et d'une transparence parfaites ; elles sont douces, onctueuses au toucher ; leur odeur est fade , légèrement animale ; leur saveur, peu prononcée, est un peu salée. Bues chaudes, elles ne produisent pas dans la gorge la sensation de brûlure à laquelle on s'attend, mais seulement celle de l'eau tiède. Froides , elles sont aisément confondues avec de l'eau ordinaire ; elles ne changent ni la couleur ni le goût du vin avec lequel on les mélange. Leur pesanteur spécifique est à peu près celle de l'eau distillée. Elles sont incessamment traversées dans les puits par des bulles de gaz azote qui viennent crever à la surface. Ce dégagement gazeux est intermittent, excepté dans le puits de César, où il est continu, abondant, et où il produit un bouillonnement qu'on serait tenté, au premier abord, d'attribuer à l'ébullition de l'eau.

La chaleur de ces eaux a quelque chose de doux,
de moëlleux, d'analogue à celle du corps humain ;
elle se conserve assez longtemps. Lorsqu'on trempe
les mains dans l'eau chaude, la sensation n'est pas
très-pénible ; mais elle devient intolérable si celles-
ci sont agitées ; on croirait alors recevoir des mil-
liers de coups d'épingle. Tous les médecins ont
remarqué, à Néris, que, par certains temps, les
bains, quoique à la même température que la
veille, paraissent beaucoup plus chauds ou plus
froids.

M. Boirot Desservier et quelques auteurs après
lui, ont prétendu que l'eau chaude de Néris n'entrait
pas plus vite en ébullition devant un bon feu que
de l'eau froide, et ils ont naturellement conclu de
ce fait qu'elles n'étaient pas chauffées par le calorique ordinaire. Je ne puis assez m'étonner que de
pareilles assertions, si contraires à l'observation
aient pu être émises et répétées, alors qu'il suffisait d'une seule expérience pour en démontrer le
peu de fondement.

L'eau de Néris, enfermée dans des bouteilles ou
des cruches de grès bien bouchées, peut se conserver longtemps sans altération. J'en ai bu récem-

ment qui avait quinze mois; elle était aussi limpide et aussi bonne que le premier jour; la cruche ne contenait ni dépôt, ni nérisine. Mais si la bouteille n'est pas hermétiquement fermée, l'eau, sans perdre de sa limpidité, exhale, au bout de 25 à 30 jours, une odeur ammoniacale des plus prononcées.

COMPOSITION CHIMIQUE.

Les dernières analyses des eaux de Néris et des gaz qui s'en dégagent ont été faites par MM. Berthier et Longchamp (1), et par M. Robiquet (2).

Suivant M. Berthier, un litre d'eau contient :

	Sels cristallisés.	Sels desséchés.
Bi-carbonate de soude........	0,42	0,37
Sulfate de soude............	0,84	0,37
Chlorure de sodium.........	0,21	0,20
Carbonate de chaux et silice..	0,17	0,17
	1,64	1,11

M. Longchamp pense qu'il se dégage au puits de la Croix de l'azote pur.

___

(1) *Annales des Mines*, t. vj , p. 311.

(2) *Journal de Pharmacie*; 1835, p. 583.

D'après **M. Robiquet**, 100 parties de gaz re-
cueillis au puits de la Croix, contiennent :

Azote............ 95 ⎫
Acide carbonique.. 3 ⎬ **100**
Oxygène.......... 2 ⎭

L'air au-dessus de la surface du puits de César
contient :

Azote............ 81 ⎫
⎬ **100**
Oxygène........ 19 ⎭

L'air de l'étuve, dans la partie supérieure de la
pièce centrale, contient :

Azote............ 82 ⎫
⎬ **100**
Oxygène........ 18 ⎭

L'air dégagé par l'ébullition de l'eau contient :

Azote.......... 62 ⎫
⎬ **100**
Oxygène........ 38 ⎭

Le gaz développé du limon par une légère agitation contient :

Azote............ 60 ⎫
Acide carbonique.. 2 ⎬ **100**
Oxygène .... 38 ⎭

La quantité d'acide carbonique varie entre 2 et
4 centièmes.

J'espère que bientôt des analyses faites avec toutes les ressources de la chimie moderne feront découvrir des agens thérapeutiques qui ont échappé
jusqu'à ce jour aux investigations.

NÉRISINE.

Parlons maintenant d'une substance végéto-ani-
male dont l'eau de Néris contient sans doute les
élémens, et qu'elle produit en abondance sous la
double action du soleil et de la lumière : c'est ce
qu'on appelle à Néris le *limon*, mot impropre qui
semble désigner un dépôt boueux et qui devrait
être remplacé par celui de *nérisine*; car si on trouve
une substance à peu près analogue à Evhaux et à
Bourbon-l'Archambault, elle n'y est proportionnel-
lement qu'en très-petite quantité.

La nérisine est une matière d'un beau vert éme-
raude, douce au toucher, gluante, crépitant sous
la main, globuleuse, boursoufflée comme de la
crême fouettée un peu solidifiée. Son aspect repré-
sente assez bien celui d'une grappe d'hydatides.
Lorsqu'elle est récente et maniée dans le bain,
elle glisse entre les doigts, ses élémens se désagrè-
gent aisément, la partie gélatineuse se dissout, et
bientôt on voit voltiger à la surface de l'eau des

4

petites lamelles semblables à des pétales de fleurs
vertes. Lorsqu'elle est plus ancienne, elle prend
de la consistance, forme des gâteaux plus ou moins
épais remplis de bulles gazeuses de tous volumes,
et qui crépitent sous les doigts comme un morceau
de parenchyme pulmonaire. Enfin, lorsqu'elle a
séjourné quelques jours à la surface des bassins,
elle prend la consistance d'une espèce d'éponge
jaunâtre; son tissu devient fibreux, résistant; il se
laisse déchirer et forme des lamelles ayant beaucoup d'analogie avec des feuilles d'iris et quelquefois avec du vieux parchemin. La nérisine ne dé-
teint pas; on a beau s'en frotter, il ne reste aucune
tache sur la peau; et si elle s'attache à du linge
ou à du papier, elle y sèche, et tombe au moindre
frottement, en écailles minces, sans laisser de
traces. Elle peut se conserver assez longtemps à
la surface des bassins sans se décomposer ni déga-
ger aucune odeur; mais quand elle est enfermée
dans des bouteilles même bien bouchées, elle ré-
pand, au bout d'une quinzaine de jours, une odeur
ammoniacale des plus prononcées.

Pour pouvoir apprécier la succession des actes
générateurs de cette précieuse substance, j'ai fait
mettre à sec, et bien balayer et gratter, le bassin

à limon du petit établissement, et lorsqu'il a été parfaitement net, j'y ai placé quelques pierres et l'ai fait remplir d'eau chaude.

Au bout de huit jours, on remarquait déjà sur les pierres et sur les parties du bassin qui présentaient quelques aspérités, de petites bulles d'un jaune verdâtre ou vertes. Au bout de quinze jours, le bassin tout entier était tapissé d'une matière verdâtre, composée de la réunion et de la juxtaposition d'un nombre infini de globules de toutes les grosseurs, d'ampoules de tous les volumes; on aurait dit que l'on avait semé des myriades de grains de raisin, que réunissait et enveloppait une matière visqueuse et gélatineuse. Au milieu de ces globules s'en trouvaient qui avaient le volume d'un œuf de pigeon. Quelques jours plus tard, beaucoup de ces globules avaient grossi et se montraient soutenus par un pédicule. Bientôt il surgit de toutes parts des espèces de colonnes de dimensions différentes, surmontées toutes d'une petite boule arrondie; les plus grosses ressemblaient assez bien à un champignon ou au manche d'un cachet. Si on détachait quelques-unes de ces colonnettes, on les trouvait composées d'une matière gélatineuse, tremblottante et contenant des myriades de petits glo-

bules blancs, du volume d'une tête d'épingle ou
d'un petit pois. Cette gélatine était sans saveur et
se dissolvait facilement à la moindre pression. Enfin, le fond du bassin prit l'aspect d'un tapis ga-
zonné, au milieu duquel s'élevaient des colonnes
de toute dimension. A l'extrémité du bassin se
trouve une partie qui est recouverte par des dalles
formant trottoir, et où, par conséquent, les rayons
du soleil ne peuvent pas pénétrer ; je remarquai
que la nérisine s'y était à peine développée ; ce qui
confirme l'opinion consacrée, que le soleil est nécessaire, comme la chaleur de l'eau, pour sa formation.

Je dois ajouter, pour terminer l'histoire physiologique de cette étrange production, qui commence
par ressembler à du frai de grenouille, pour revê-
tir plus tard toutes les apparences d'un végétal,
que lorsque rien ne dérange le développement des
colonnes dont j'ai parlé, celles-ci grossissent, s'élè-
vent, prennent de la consistance, se débarrassent
de la matière gélatineuse qui occupait leur centre,
et finissent par former un tube creux, fibreux,
ayant beaucoup d'analogie avec la tige des oignons
qui montent en graine.

Rien n'est plus remarquable ni plus pittoresque
que l'aspect d'un bassin en plein rapport : à travers

un ou deux mètres d'eau transparente qui dégage
une vapeur plus ou moins épaisse, on aperçoit une
espèce de prairie dont les teintes sont variées, et
qui est parsemée d'une innombrable quantité de
colonnes qui forment, par leur réunion, les figures
les plus bizarres. L'imagination peut, sans beaucoup
de frais, se représenter une ville submergée, avec
des monumens, des clochers, des rochers pittoresques et des rues qui se dessinent autour des pierres
qui gisent au fond du bassin. Ce spectacle fait l'admiration de tous les baigneurs, et les nouveaux
arrivans passent des heures entières à en repaître
leur vue.

Le gazon qui tapisse les bassins produit, à son
tour, la nérisine que nous employons. Quand le
temps est clair et chaud, la production est plus
abondante. Quelquefois, sans qu'on puisse savoir à
quelle raison on peut l'attribuer, un bassin, quoique placé en apparence dans d'excellentes conditions, cesse de produire. C'est ce qui nous est
arrivé, cette année, pour celui sur lequel j'ai fait
mes observations; tandis qu'une fois qu'il a été re-
nouvelé, il a produit abondamment.

La nérisine se ramasse à la surface des bassins
pendant toute la durée du service du matin; les

bassins en sont complètement dépouillés, et dans les quelques heures qui séparent ce service de celui du soir, une quantité assez considérable s'est reproduite. Voici comment elle se forme : tantôt il se dégage du bassin des globules plus ou moins gros qui, enveloppés de matière visqueuse, viennent surnager à la surface de l'eau, se réunir les uns aux autres et former de petits gâteaux écumeux, minces, analogues à une réunion de bulles de savon, qui s'épaississent par leur séjour dans l'eau et finissent par prendre de la consistance; tantôt ce sont des fragmens du gazon lui-même, des débris de colonnes qui arrivent sur l'eau. Repoussés dans un coin du bassin par le mouvement imprimé par l'eau qui arrive sans cesse, ils s'y réunissent, s'y agglutinent les uns aux autres, et finissent par former dès gâteaux dont la consistance augmente en raison de leur séjour plus ou moins prolongé.

Pour être bien certain que la génération de la nérisine employée ne s'opérait pas à la surface de l'eau et que la première condition de sa formation était l'existence antérieure du gazon, j'ai fait remplir un grand bassin d'eau dont j'ai maintenu la température à 49° pendant trois semaines; pendant tout ce temps, il ne s'est pas montré un atôme de cette substance à la surface du bassin.

D'après M. Gatillon, pharmacien distingué au Puy, qui a bien voulu faire, à ma demande, quelques expériences sur une petite quantité de nérisine desséchée que j'avais mise à sa disposition :

100 grammes desséchés contiennent 47 grammes de matière organique azotée et 53 grammes de cendres salines. Celles-ci ont une saveur alcaline très-prononcée et sont fortement carbonatées, car, traitées par les acides, elles donnent une effervescence très-vive. Après avoir été lessivées, elles ont été traitées par l'acide nitrique pur, puis par l'eau distillée. Le liquide, filtré, a donné une belle couleur bleue par le cyanure jaune de potassium, et une couleur noire intense par l'infusion de noix de galles. Elles contenaient donc du fer.

Quelle est la nature réelle de la nérisine ? Est-ce seulement un végétal, un cryptogame, une conferve de Linnée ? Est-ce l'*uva thermalis* de Wandelly, l'*anabaina monticulosa* ? Contient-elle, comme on l'a prétendu, de petits mollusques ? Est-ce la *vesicrophormis* de Delarbre ? Est-ce une

larve, comme l'a supposé M. Bory de Saint-Vincent ?
Ce sont là des questions qui sont encore à résoudre.

Si je me suis autant appesanti sur l'histoire de
la nérisine, c'est parce que personne, jusqu'à présent, ne s'en était occupé à ce point de vue, et
parce qu'elle joue un rôle très-important dans les
traitemens qu'on subit à Néris. Elle a des propriétés
émollientes, calmantes et résolutives. Pour les parties enflammées, douloureuses, c'est le plus précieux des cataplasmes. Elle assouplit les articulations,
adoucit la peau, fortifie les tissus et résout certains
engorgemens. J'en ai obtenu d'heureux effets en
topiques contre certaines ophthalmies et contre des
maladies cutanées. Les frictions sur l'abdomen
m'ont paru des plus favorables dans les affections
des organes digestifs ; de même que le massage,
avec cette substance, des extrémités inférieures m'a
semblé utile, dans les cas de paralysie apoplectique
ou par lésion de la moëlle épinière, pour ranimer
l'énergie musculaire et faire une dérivation.

Les dames s'en servent comme d'un cosmétique
précieux; elles s'en frictionnent la figure pour
adoucir, blanchir et fortifier la peau, et faire disparaître les boutons ou les taches qui la déparent.

On en fait un très-grand usage, soit en frictions contre l'hydartrose, les fausses ankyloses, les tumeurs blanches, les engorgemens des articulations produits par le rhumatisme articulaire et la goutte, les contractures musculaires, les cicatrices adhérentes; soit répandue dans le bain, dont elle augmente les propriétés émollientes. L'eau de Néris doit assurément une partie de ses vertus aux principes de cette substance dont elle est saturée.

PROPRIÉTÉS MÉDICALES

DES EAUX DE NÉRIS.

Si l'on n'appréciait l'importance thérapeutique des eaux de Néris que d'après la petite quantité de principes minéralisateurs qui entre dans leur composition, on commettrait une grave erreur. L'expérience, plus puissante que toutes les théories, prouve chaque jour leurs précieuses vertus.

Les chimistes n'ont, il est vrai, découvert au fond de leur creuset qu'une petite proportion de sels. Mais ont-ils pu apprécier l'influence du gaz azote qui sature nos eaux, tenir compte des fluides, électrique ou magnétique, qui jouent probablement un grand rôle dans leur action, et reconnaître la part d'efficacité qui revient aux principes de la nérisine ?

La chimie n'a pas dit probablement son dernier mot, et peut-être que de nouvelles analyses feront découvrir des substances qui avaient, jusqu'à ce jour, échappé aux recherches. Se doutait-on naguère de la présence de l'arsenic dans les eaux du Mont-Dore, de Saint-Nectaire, de Royat, où M. Thénard vient de le découvrir récemment ? Avant la découverte de l'iode, n'aurait-on pas été autorisé à traiter de fables les assertions des habitans de Voghera, en Italie, qui attribuaient à la fontaine de Salles la propriété de guérir le goître et les engorgemens scrophuleux ? Les analyses n'auraient démontré la présence que de quelques sels sans valeur, tandis que l'élément réel de la guérison, qu'on y a découvert plus tard, aurait été méconnu.

Est-il bien vrai d'ailleurs, en matière médicale, que les remèdes ne varient dans leur action que du plus au moins ? Ceux-ci ne produisent-ils pas

des effets différens, suivant leurs doses, leur com-
binaison avec d'autres substances, et suivant l'assimilation plus ou moins facile qui s'en opère dans
le tube digestif? Le protochlorure de mercure à
de faibles doses ne provoque-t-il pas plus rapidement la salivation qu'administré dans de fortes proportions? L'arsenic, poison violent, ne devient-il
pas, dans de certaines conditions, un remède hé-
roïque ?

La petite quantité de sels que contiennent nos
eaux est peut-être une des causes de leur efficacité; car ceux-ci, facilement accueillis par l'estomac, peuvent passer sans trouble dans le torrent
de la circulation et exercer une action altérante
d'autant plus profonde qu'elle peut être longtemps
soutenue sans révolte des organes.

Quoi qu'il en soit, les résultats de l'observation
et de l'expérience pratique ne peuvent pas être in-
firmés par des considérations chimiques. Si les eaux
de Néris n'avaient pas eu des propriétés remarquables, les Romains, bons juges dans cette matière,
ne seraient pas venus fonder autour de leurs sources un magnifique établissement, et elles ne seraient
pas si recherchées aujourd'hui ; car jamais la der-

nière feuille d'un journal n'a attiré sur elles l'atten-
tion publique ; jamais elles n'ont eu la bonne fortune d'une de ces visites princières qui assurent la
vogue à certains établissemens. Si leur renommée
grandit chaque jour, elles ne le doivent qu'à la
propagande que font sans bruit les nombreux malades qui leur ont dû des guérisons inespérées, et à
la haute estime dont elles jouissent auprès des médecins les plus distingués de Paris et des principales villes de France. Chaque année, elles sont
fréquentées par un certain nombre de ceux-ci, qui
viennent leur demander pour eux-mêmes soulagement ou guérison : c'en est assez pour assurer leur
prospérité.

Les eaux de Néris figurent dans la classe des
salines. Elles sont éminemment calmantes, résolutives, et toniques en même temps ; ce qui leur assigne un rang unique dans la matière médicale.

Administrées à une température élevée, elles ont
une grande puissance contre toutes les affections
rhumatismales, et lorsqu'elles sont dépouillées d'une
partie de leur calorique, elles exercent une action
sédative des plus remarquables sur le système nerveux. Dans le premier cas, elles excitent, activent

la circulation dans les vaisseaux capillaires, augmentent les fonctions de la peau, raniment la vitalité des tissus, ainsi que l'énergie musculaire, et favorisent la résolution d'engorgemens chroniques. Dans le second, elles calment, délassent, lubrifient et assouplissent les tissus, dissipent les douleurs, font cesser les spasmes et régularisent les fonctions des organes du sentiment.

Cette double propriété a été attribuée par MM. Boirot-Desservier et Forichon à l'action du fluide électrique qui, s'y trouvant abondamment lorsqu'elles sortent de la source, produit sur les malades un effet stimulant; tandis que refroidies et dépouillées de cet agent, mais conservant pour lui une grande affinité, elles le soutireraient aux malades et les dépouilleraient ainsi d'un principe d'excitation et de douleur. L'explication peut ne pas être fondée; mais on est tenté de l'admettre lorsqu'on est témoin des effets remarquables produits par les traitemens.

Prises en boisson, elles sont d'une assimilation facile; elles exercent sur l'estomac une action digestive si prononcée, que les habitans les emploient en guise de thé dans les cas d'indigestion. A petites doses, elles constipent un peu. Les personnes qui ont l'estomac sain peuvent en boire une assez grande quantité sans éprouver d'autre résultat qu'un effet diurétique assez prompt et un accroissement marqué de l'appétit. Lorsqu'elles sont continuées pendant quelque temps à la dose de trois à quatre verres par jour, les urines deviennent légèrement alcalines. On les boit ordinairement à la source même, ou dans le bain. La dose ordinaire est de deux à six verres pris à une certaine distance l'un de l'autre. Il est des malades qui en prennent beaucoup plus, comme il s'en trouve qui ont la muqueuse digestive si irritable qu'ils ne peuvent la supporter que coupée avec du sirop de gomme ou un peu de lait. Ceux qui craignent l'eau chaude, la boivent refroidie à leurs repas. Dans quelques cas exceptionnels, nous coupons l'eau de Néris avec celle de Vichy ou du Mont-Dore.

On comprend que l'administration de l'eau en boisson (1) est subordonnée à une foule de consi-

---

(1) Il est, en général, préférable de boire l'eau à la source même, parce qu'elle contient alors plusieurs principes volatils qui se dégagent et dont elle est privée plus tard. On a le soin de faire quelques tours de promenade après l'ingestion de chaque verre. Je conseille assez généralement d'aller en boire un verre avant de se rendre au bain, un second lorsqu'on en sort, et un troisième une heure avant le dîner. La douce chaleur du bain en favorise la digestion chez les personnes qui ont l'estomac

dérations que le médecin est seul en état d'apprécier. Mais je crois, m'appuyant sur l'expérience de
tous mes devanciers et sur la mienne, qu'il faut
recourir à ce moyen thérapeutique toutes les fois
qu'il n'y a pas de contre-indications manifestes ;
car il est démontré par l'observation que l'eau de
Néris exerce une action altérante sur l'économie
tout entière, et il est de toute évidence qu'il ne
peut être qu'utile d'en faire arriver les principes
dans le torrent circulatoire, par toutes les voies.
La boisson favorise, en outre, les transpirations
chez les personnes qui sont à l'usage des bains
chauds, tandis qu'elle provoque d'abondantes éva-
cuations urinaires chez celles qui sont au régime
tempéré ; ce qui ajoute à l'action des autres moyens
employés.

Prises en bains, elles sont douces, onctueuses

---

délicat. Si les malades ne peuvent se rendre à la source, je leur
fais apporter cette boisson dans le bain.
   Nous administrons encore l'eau de la source, refroidie, pendant les repas. Cette eau, outre ses propriétés médicales, est
plus agréable et plus facile à digérer que l'eau de puits dont on
se sert généralement à Néris.
   Chez quelques personnes, nous employons, comme boisson,
l'eau gazeuse de Châteldon, de Saint-Pardoux, ou l'eau de Vals,
de la fontaine la Chloé, qui contient d'assez fortes doses de bi-
carbonate de soude. Ces diverses eaux, ainsi que celles de Vichy
et du Mont-Dore, se trouvent à la pharmacie de l'hospice.

et procurent la sensation d'une immersion dans une légère décoction de graines de lin. Les bains prolongés ne macèrent pas la peau comme ceux d'eau ordinaire, et ils fortifient au lieu d'affaiblir et d'énerver.

Il n'est pas rare de remarquer, après un certain nombre de jours de traitement, une petite excitation caractérisée par des démangeaisons, quelques boutons et, dans quelques cas, par de la lassitude, de l'insomnie; mais ces phénomènes ne sont pas durables; ils se dissipent à l'aide d'un jour ou deux de repos, quelquefois même sans interrompre le traitement. L'absorption du principe minéral est plus ou moins rapide chez les diverses personnes; mais la saturation de l'économie est ordinairement complète au bout de vingt à vingt-cinq jours : voilà pourquoi cette limite a été assignée pour la durée d'une saison. Si la maladie exigeait un traitement prolongé, il faudrait que le malade se reposât pendant quelques jours; sans cette précaution, on serait exposé à provoquer une excitation trop vive et préjudiciable au résultat définitif.

Les eaux de Néris ont une propriété cicatrisante des plus remarquables : les plaies, même anciennes et de mauvaise qualité, se guérissent rapidement sous leur influence.

MALADIES TRAITÉES A NÉRIS.

Deux grandes catégories de malades se remarquent à Néris :

1° Celle qui est composée de personnes atteintes de maladies rhumatismales et de leurs nombreux dérivés ;

2º Celle qui comprend les maladies nerveuses, gastro-intestinales, goutteuses, cutanées et génito-urinaires.

L'hospice offre un vaste champ d'observations pour la première, car, du 25 mai au 18 septembre, s'y succèdent sans interruption, tous les vingt jours, 70 ou 80 malades qui appartiennent en général à la classe des agriculteurs et des ouvriers, sur lesquels sévissent le plus les maladies provenant ordinairement des intempéries de l'air et des fatigues excessives du corps. C'est là surtout qu'on peut apprécier l'efficacité des eaux administrées à une température élevée contre les douleurs rhumatis-

males les plus anciennes, contre les raideurs et contractures musculaires, les hydartroses, les épanche-
mens synoviaux dans les gaînes tendineuses ou entre les feuillets aponévrotiques, contre les coxalgies,
les tumeurs blanches, les fausses ankyloses, les engorgemens et les paralysies consécutifs aux fractu-
res, luxations ou contusions; contre les ostéites
et les plaies scrofuleuses, etc.

Les traitemens consistent ordinairement :

1° Dans un bain à 40°, de 15 à 20 minutes,
et une douche de 42 à 45°, d'un quart-d'heure,
le matin ;

2° Dans un bain de pieds ou de siège, à 43°,
de 7 à 8 minutes, ou un bain d'étuve, le soir;

3° Enfin, dans l'usage de 3 à 6 verres de l'eau
de la source, par jour.

Les bains de piscine tempérée à 35° sont réser-
vés pour les rhumatismes articulaires, les névralgies, et pour certaines personnes trop irritables. Mais
c'est avec la plus grande peine qu'on parvient à les
faire prendre aux malades, qui, presque tous, gre-
lottent dans ce bain, qu'en général on trouve trop
chaud dans le grand établissement.

Sous l'influence de ce traitement énergique,

qui provoque d'abondantes transpirations et auquel
on ajoute, suivant les cas, les douches de vapeur (1),
les étuves partielles, le massage (2) et les frictions
avec la nérisine, on obtient des résultats rapides et
des plus satisfaisans. Que de malades impotens,
courbés, incapables de se mouvoir sans l'appui de
solides béquilles, ne voit-on pas conquérir, en peu
de jours, de la force, de la souplesse et marcher
aidés seulement d'une canne, qu'ils abandonnent
souvent encore avant leur départ ? Tous les baigneurs sont frappés de ces résultats étonnans, et
c'est parce qu'il en fut témoin, que l'illustre chi-
miste, M. Robiquet, put dire qu'on pourrait se
chauffer toute l'année à Néris avec les béquilles qu'y
laissaient les malades. Cette appréciation est évidemment empreinte d'une très-grande exagération;
mais elle est pourtant significative, et d'autant plus
précieuse qu'elle émane d'un juge désintéressé.

---

(1) Les douches de vapeur produisent les plus heureux résultats dans le traitement du torticolis, du lumbago, de la coxal-
gie, des contractures musculaires, des cicatrices adhérentes,
de certaines névralgies sternales, intercostales, etc., des tumeurs blanches, des fausses ankyloses.

(2) Le massage augmentant l'énergie musculaire, activant la
circulation à la périphérie du corps, est très-utile dans les cas
de débilités, d'émaciations générales ou partielles, de raideurs
et contractures. Il fait au dehors une dérivation utile des forces
exubérantes dans les grands centres, rétablit quelquefois l'équili-
bre troublé des fonctions, et raffermit le système nerveux.

Le fait est que chaque année il s'opère quelques
cures qu'on est tenté de considérer comme miracu-
leuses. A une des dernières saisons, une jeune dame
appartenant à une des principales familles de la
Haute-Loire, fut transportée à Néris dans une situation qui paraissait désespérée. A la suite d'une
mauvaise couche, qui avait été suivie d'accidens
graves, elle avait vu la cuisse se rétracter. Le moindre effort pour l'allonger déterminait des douleurs
vives. Elle était faible, amaigrie, et ne pouvait
même pas s'asseoir. On ne comprenait pas, en la
voyant, comment elle avait pu affronter les douleurs et les difficultés du voyage, et comment son
médecin avait eu le courage de le lui conseiller. On
la portait au bain étendue sur un brancard. Eh
bien! 40 jours de traitement ont suffi pour la guérir. A chaque bain sa jambe semblait s'allonger, les
douleurs diminuaient, les forces reparaissaient. Lorsqu'elle quitta Néris, elle éprouvait une amélioration
notable qui devint si prononcée quelques mois plus
tard, qu'elle put, dans le courant de l'hiver suivant, figurer dans un quadrille, en présence de
ses parens et de ses amis émerveillés. La guérison
n'a pas été troublée depuis cette époque, et elle a
paru si solide à cette jeune dame, qu'elle n'a pas
cru nécessaire de revenir à Néris, comme elle en

avait fait le projet. Elle a eu, depuis, deux gros-
sesses des plus heureuses.

Les eaux de Néris sont très-souvent efficaces dans
des maladies rhumatismales qui ont résisté à l'action d'autres eaux thermales. On en comprend aisément la raison : comme toutes celles qni sont ordinairement employées dans ces cas, elles possè-
dent une température élevée qui permet d'activer
la circulation, de provoquer d'abondantes sueurs
et de décider des crises utiles ; mais elles ont, de
plus, la propriété de lubrifier, d'adoucir, de calmer, de triompher aisément de l'élément douleur,
tout en opérant une action tonique et résolutive,
et de convenir, par conséquent, à toutes les personnes qui ont un tempérament nerveux et qui
sont irritables et délicates.

La goutte fournit à Néris un contingent de malades assez considérable. On n'y a pas, il est vrai,
la prétention de guérir cette cruelle maladie ; mais
on est du moins certain d'éloigner les accès, d'en
amoindrir les souffrances et la durée, de diminuer
la tension et le gonflement des articulations.

En général, une saison de nos eaux suffit pour

préserver de tout accès pendant une et quelquefois deux années; ou si une crise se manifeste dans cet intervalle, elle est excessivement légère, comparativement à celles qui avaient lieu antérieurement.

Les eaux de Néris conviennent surtout aux goutteux qui ont un tempérament nerveux et qui sont extrêmement irritables.

Les bains tempérés, les frictions avec la nérisine, quelques bains d'étuves, des douches ascendantes et quelques verres d'eau en boisson, forment la base des traitemens usités. Si, dans l'espérance de résoudre certains engorgemens articulaires, on recourt aux douches, on a le soin de se servir de pommes d'arrosoir percées de trous assez fins, et de promener horizontalement la colonne d'eau, pour ne pas exposer les parties malades à un choc trop fort ou trop direct, qui pourrait provoquer un accès et forcer à suspendre le traitement.

Les eaux de Néris sont également fréquentées par un certain nombre de personnes atteintes de surdité. Un curé des environs, qui s'occupait avec succès du traitement de cette infirmité, les avait mises en renom. J'ai, en effet, obtenu quelques résultats satisfaisans et tout-à-fait inespérés, même contre des surdités anciennes qui étaient dues à une disposition rhumatismale, à un engorgement de la trompe d'Eustache, ou à une névrose.

Les maladies de la peau, accompagnées de prurit, d'irritation, d'éréthisme, sont constamment soulagées ou guéries. J'ai obtenu d'heureux résultats chez des malades qui avaient employé sans succès les eaux de Louech ou de Barrèges.

Mais ce qui a surtout fondé la réputation des eaux de Néris et leur assigne un rang tout spécial, c'est la propriété remarquable dont elles jouissent de calmer les douleurs même dans les cas où celles-ci sont provoquées par des maladies que l'on ne peut pas guérir, d'émousser l'irritabilité exagérée, et de guérir ou de soulager toutes les maladies produites par une lésion ou un trouble fonctionnel du système nerveux. Aussi, les dames, que leur organisation délicate et les fonctions que leur a départies la nature prédisposent davantage à ce genre de souffrances, sont-elles en majorité dans l'établissement. Il est vrai que quelques-unes y viennent pour être traitées de maladies propres à leur sexe.

Chaque année, on constate la guérison ou le soulagement d'un grand nombre de malades atteints de' gastralgies, entéralgies, hypochondries, hystéries, chorées, asthmes, palpitations de cœur, tremblemens nerveux, vertiges, névroses des sens, syncopes, convulsions, douleurs erratiques, toux convulsive, aphonie, de névralgies intérieures et extérieures, d'une de ces mille formes, enfin, que revêtent les névroses générales enfantées par les travaux excessifs de l'intelligence, l'abus des plaisirs, les orages du cœur, les passions contrariées, les chagrins profonds, les longues convalescences, et quelquefois l'abus de remèdes violens.

Dans ces divers cas, les bains, pour être utiles, doivent être administrés à une température très-modérée. Il faut que les malades ne souffrent ni de la chaleur ni du froid, et qu'ils éprouvent un bien-être parfait.

Ces bains calment, délassent, assouplissent la peau, détendent les nerfs et favorisent l'absorption du principe minéral. Celui-ci, pénétrant dans le torrent de la circulation, diminue la plasticité du sang et l'épaississement de la lymphe, active et favorise la circulation dans les vaisseaux capillaires, augmente certaines sécrétions, et produit sur le système nerveux une action sédative et tonique.

Quoiqu'ils soient pris sans interruption pendant plusieurs jours de suite, et prolongés quelquefois pendant plusieurs heures, ces bains (1) n'affaiblissent pas les malades, qui y puisent, au contraire, de la force et de l'énergie. Tels qui étaient, en arrivant, tristes, abattus, découragés, faibles, privés de sommeil et d'appétit, et en proie à des inquiétudes ou à des douleurs de diverse nature, dont leur imagination frappée exagérait l'importance, éprouvent bientôt un calme inespéré, retrouvent l'appétit perdu, le sommeil oublié, et sentent leurs forces renaître ; alors l'espoir légitime d'une prochaine guérison luit

_____

(1) La température des bains doit nécessairement varier, suivant les dispositions individuelles. Les femmes supportent mieux que les hommes les températures basses. Chez ceux-ci, les bains doivent avoir, en général, 34, 35°, et quelquefois 36° centigrades. Chez les femmes, la température la plus ordinaire est 33 ou 34°, et chez quelques-unes, il faut l'abaisser à 31 ou 32°. Dans le traitement des maladies nerveuses, il vaut mieux avoir à faire rechauffer un bain qu'à le faire refroidir, car un degré de chaleur de trop peut surexciter beaucoup et être très-préjudiciable. Les vieillards et les habitans de la campagne ont, en général, besoin de bains plus chauds, parce que chez eux la sensibilité du derme est moindre. La constitution atmosphérique doit aussi être prise en considération, car lorsque le temps est pluvieux et froid, la peau, comme raccornie, a besoin, pour être stimulée et réchauffée, de bains plus chauds, tandis que, par les temps chauds, orageux, secs, ceux-ci doivent être très-tempérés, si on ne veut pas s'exposer à produire une trop vive stimulation.

à leurs yeux, et, avec lui, reparaissent la confiance
et la gaîté.

Les bains de piscine tempérée, si utiles dans
une foule de cas divers, rendent dans la plupart
des maladies nerveuses d'immenses services; les
malades qui en sont atteints y trouvent le triple
avantage d'être exposés à une action minérale plus
concentrée, de pouvoir faire des exercices profita-
bles à leur santé, et de prolonger à leur gré la durée
de leurs bains, tout en se récréant.

On sait que le système nerveux a d'autant plus
de puissance, que les systèmes sanguin et musculaire ont moins d'énergie : réveiller l'action des
muscles par le mouvement, dériver vers la périphérie du corps la force exubérante dans les grands
centres, est donc une indication qui se trouve remplie par l'exercice de la natation, la promenade dans
l'eau, la gymnastique. Tronchin, Senac, Tissot,
Vanswieten, regardaient, avec raison, l'exercice
comme le spécifique des vapeurs. En outre, dans
certains cas de langueur des fonctions digestives,
d'engorgemens des viscères abdominaux, le choc
d'une grande masse d'eau agitée produit l'effet d'une
douche modérée. Les malades apprennent à diri-

ger, à l'aide de leurs mains plongées dans le bain, des colonnes d'eau vers les parois abdominales, ce qui produit un effet analogue à celui des douches à ondulations.

Comme dans une salle d'aspiration, les malades, plongés dans la vapeur qui s'élève de l'eau agitée, absorbent, par la muqueuse pulmonaire, des principes minéraux et voient, sous cette influence, s'améliorer certains engorgemens chroniques de la muqueuse bronchique. J'en ai vu reconquérir, après quelques bains, la voix qui était depuis quelque temps perdue, ou la faculté de chanter, dont ils étaient privés.

Enfin, les bains de piscine ont l'avantage inappréciable de procurer d'utiles distractions : on y cause ; on s'y fait des niches ; on rit de la maladresse ou de l'agilité prétentieuse du voisin, et le temps s'écoule sans ennui. Ils sont recherchés surtout par les dames. C'est là, en effet, qu'elles se voient, qu'elles établissent d'agréables relations, quelles forment des projets pour l'emploi de leur journée, et qu'elles échangent les petites nouvelles locales dont elles sont si friandes. Il en est peu, quelle que soit la répugnance qu'elles ont d'abord

manifestée pour ce bain pris en commun, qui,
éclairées sur les plaisirs qu'ils procurent et sur les
soins de minutieuse propreté qui sont exigés de
toutes les personnes qui y prennent part, ne solli-
citent bientôt la faveur d'y être admises, et elles
regrettent alors le temps qu'elles ont perdu dans
l'isolement de leur cabinet.

Toutefois, les bains de piscine ne conviennent
pas dans tous les cas. Il y a des malades qui sont
trop faibles ou trop irritables pour pouvoir les supporter, et qu'il faut préalablement accoutumer à
l'eau de Néris par des bains de cabinet. Il en est
d'autres qui, en proie à de profonds chagrins, seraient agacés par la gaîté des autres, que le bruit
étourdirait et qui ont besoin de solitude et d'isolement. Il s'en trouve qui sont si disposés à la syn-
cope, qu'ils ont besoin d'être constamment étendus
dans le bain. Enfin, les bains de cabinet sont pré-
férables pour les personnes qui ont besoin d'une
température spéciale, ou qui ont certaines maladies
qui, comme les varices volumineuses, pourraient
être aggravées par la station assise ou debout, qui
est la plus ordinaire dans les piscines.

Les bains dans lesquels on ajoute de la nérisine,

les douches tièdes, froides ou écossaises, les douches ascendantes, le massage, trouvent souvent
leur place dans le traitement des névroses. Mais
comme je ne fais pas ici un traité médical, il serait
hors de propos de spécifier les cas dans lesquels
doivent être employés ces moyens divers.

On ne peut pas mettre en doute l'action toute
spéciale des eaux de Néris contre les maladies nerveuses, lorsqu'on en voit qui ont résisté à l'action
prolongée de bains d'eau ordinaire et à toutes les
ressources de l'hygiène et de la pharmacie, s'a-
mender en peu de jours, et quelquefois disparaître
sous l'unique influence de bains tempérés et d'une
petite quantité d'eau de la source prise en boisson,
soit chaude le matin, soit froide aux repas. Dans
ces cas, où la guérison s'opère sans accélération
de la circulation, sans trouble, sans agitation, on
ne peut pas l'attribuer à une dérivation, à une ré-
vulsion, ou à des crises; on est bien obligé de reconnaître que les eaux ont exercé une action altérante sur l'économie, dont elles ont modifié les
fâcheuses dispositions, et qu'elles ont produit sur
le système nerveux une action sédative directe. Il
suffira de citer deux ou trois observations pour
mettre ce fait en évidence :

1º Une jeune dame de Paris était depuis quelque temps en proie aux douleurs violentes d'une névralgie faciale et avait, chaque nuit, un accès d'asthme qui la forçait à demeurer des heures entières à sa fenêtre pour pouvoir respirer. Elle présentait, en outre, quelques phénomènes gastro-entéralgiques. Elle vint à Néris, n'y prit que des bains tempérés et un peu d'eau de la source à ses repas. Une saison de 25 jours suffit pour triompher de l'asthme et atténuer considérablement les autres symptômes névralgiques. Une seconde saison, prise l'année suivante, opéra une guérison définitive. Je l'ai revue cette année; elle n'éprouvait aucun symptôme de son ancienne maladie et ne venait que par reconnaissance.

2º Mme la comtesse *** était depuis vingt-un ans en proie à toutes les douleurs résultant d'une gastro-entéralgie qui avait résisté à tous les traitemens imaginables. Elle vint à Néris et éprouva une guérison qu'elle croyait devoir être durable; mais ayant négligé de revenir pendant plusieurs années, les phénomènes morbides se reproduisirent. Elle est accourue cette année.

Elle était triste, découragée, abattue, faible;

elle éprouvait des efforts de vomir, soit avant, soit après le repas, qui, quelque léger qu'il fût, provoquait des douleurs, des pesanteurs épigastriques, des vents, des borborygmes, des coliques. Elle avait une constipation opiniâtre. Depuis six mois elle n'avait pas goûté le pain ; elle avait en vain pris chez elle des bains tempérés, des calmans de toute espèce, des poudres absorbantes. En désespoir de cause, on lui avait appliqué dans la région épigastrique trois cautères. Elle prit des bains tempérés à 34°, des douches ascendantes, des frictions de nérisine sur le ventre. Elle n'avait encore pris que deux bains que déjà elle éprouvait un bien-être inappréciable. L'eau la calmait, la délassait, la fortifiait. Au cinquième, elle était enchantée : elle avait, me disait-elle, mangé, la veille, plus en un seul repas, qu'elle n'avait fait depuis six mois, et s'était délectée à manger du pain. Elle buvait alors à son dîner près d'un litre de l'eau chaude de la source. Je me contenterais, ajoutait-elle, de n'être jamais mieux. L'amélioration alla chaque jour croissant. Nous ajoutâmes à son traitement quelques douches à ondulation, et bientôt, elle put manger de tout, et en abondance, sans éprouver de fatigues, de vents, d'efforts de vomir ; les fonctions intestinales se régularisèrent, les forces reparurent et

lui permirent de faire d'assez longues promenades ;
la gaîté et l'enjouement remplacèrent la tristesse et
la mélancolie habituelles. Je donnerais la moitié de
ma fortune, disait-elle, pour avoir chez moi un
filet de la fontaine de Néris. Au bout d'un mois elle
partit complètement débarrassée de ses longues
souffrances et sans qu'un seul accident fût venu
entraver le traitement. Elle emporta une ample
provision de nos eaux.

3⁰ Un habitant de la ville de Nantes était ré-
duit à la situation la plus désespérée par suite d'une
maladie de cœur qu'on supposait organique. Il avait
de fréquentes palpitations ; le pouls était irrégulier ;
un essoufflement continuel le privait de tous mouvemens, et les jambes étaient œdématiées. Il avait en
vain recouru aux saignées, à la digitale, aux diuré-
tiques, le mal persistait. En désespoir de cause,
résigné à une mort qu'il considérait comme certaine, il céda aux conseils d'un ami qui l'engagea
à venir prendre les eaux de Néris, dans lesquelles
il avait d'autant plus de confiance qu'il leur avait
dû la guérison d'un asthme. Il y vint en 1852, n'y
prit que des bains tempérés et quelques verres
d'eau en boisson, un essai de douches dérivatives
n'ayant pas été heureux, et éprouva bientôt une

amélioration sensible. Mais ayant prolongé un peu trop son séjour à Néris, il éprouva, vers la fin, des symptômes d'excitation, provoqués par une saturation de l'économie par le principe minéral. Il partit fatigué, souffrant. Mais peu de temps après, les accidens se dissipèrent et la santé se rétablit. Pendant toute l'année, il n'éprouva aucun symptôme de la maladie du cœur. Je le vis en 1853; les battemens du cœur étaient réguliers; il n'avait ni gène, ni essoufflement, ni enflure des jambes. Il se disait guéri, et il ne revenait que pour combattre quelques phénomènes gastro-entéralgiques. Pendant son séjour à Néris, où je ne lui fis administrer que des bains, il reprit de l'embonpoint, de la gaîté; le léger trouble des fonctions digestives disparut, et à son départ, il était dans d'excellentes conditions de santé.

Ces trois observations sont assez significatives pour que je me croie dispensé d'insister davantage sur ce point.

NÉVRALGIES.

On traite chaque année à Néris un nombre assez considérable de personnes atteintes de névralgies intérieures ou extérieures, et il est fort rare qu'on n'obtienne pas leur guérison ou leur soulagement.

Je me bornerai à citer quelques cas de névralgies faciales, parce que celles-ci sont les plus fréquentes, les plus douloureuses et les plus rebelles à toutes les ressources de la médecine. Les traitemens consistent ordinairement dans l'usage de bains tempérés prolongés, de douches locales, tièdes ou chaudes, et quelquefois écossaises, et de quelques verres d'eau en boisson. Dans quelques cas exceptionnels où la maladie est due à une diathèse rhumatismale ou goutteuse, ou a été produite par la suppression d'un flux périodique, la répercussion d'un exanthème, ou d'une affection herpétique, on ajoute à ces moyens des bains d'étuves, des douches ascendantes, ou des douches dérivatives. Mais l'administration de ces remèdes divers est nécessairement subordonnée à une foule de considérations que le médecin est seul en état d'apprécier; et il serait, à mon avis, plus dangereux qu'utile de chercher à préciser les cas dans lesquels on doit recourir à une médication sédative, stimulante, dérivative ou perturbatrice.

1o Mme M**, de la Haute-Loire, maigre, nerveuse, éprouvait depuis plus d'une année une névralgie sous-maxillaire qui la faisait horriblement souffrir, et contre laquelle elle avait essayé sans succès tous les remèdes usités en pareil cas. On lui avait même arraché plusieurs dents. D'après mes conseils, elle vint à Néris en 1853; elle y prit des bains prolongés de piscine tempérée, des douches locales à 38º, des pédiluves et quelques verres d'eau en boisson. Comme cela arrive fréquemment, les douleurs parurent prendre plus d'intensité pendant les premiers jours, et, désespérant déjà des résultats du traitement, elle parlait de partir. Mais bientôt une amélioration notable se manifesta; la confiance et l'espoir naquirent à mesure que les douleurs diminuaient, et, au bout de vingt-un jours, la guérison était complète. La cure a été si radicale que Mme M** n'a pas cru devoir revenir à Néris, comme elle en avait l'intention, et qu'elle n'a éprouvé, depuis, aucun ressentiment de cette affection douloureuse.

2º La fille A**, domestique chez Mme veuve B**, au Puy (Haute-Loire), souffrait depuis longtemps de la même maladie; les douleurs étaient intolérables et presque continues. Je la fis admettre à l'hospice en 1854. Elle prit des bains de piscine tempérée, des douches locales à 40º, des pédiluves et quelques verres d'eau en boisson. Les douleurs parurent aussi s'aggraver pendant les premiers

jours; mais bientôt il y eut un amendement notable, et au bout de vingt jours, elle n'éprouvait
presque plus de douleurs. Pour plus de sûreté, je
la retins pour une seconde saison ; elle partit de
Néris complètement guérie. Depuis cette époque,
elle a joui d'une santé parfaite.

3o Mme ***, de Saint-Etienne, âgée de 40 ans,
délicate, nerveuse, éprouvait, depuis plusieurs années, une névralgie temporale provoquant des douleurs violentes, revenant par accès irréguliers, et
irradiant au sommet de la tête et au col, qui alors
devenait raide. Une saison des eaux de Néris,
prise en 1852, amena une amélioration notable.
En 1853, les accès étaient moins fréquens. Elle
prit des bains de piscine tempérée d'une heure et
demie, des douches locales à 38o, quelques douches ascendantes et deux ou trois verres d'eau en
boisson chaque matin. A son départ, le vingt-deu-
xième jour, elle n'éprouvait plus aucune douleur,
et pendant toute l'année suivante elle n'a plus rien
ressenti.

4o M. ***, capitaine d'artillerie, âgé de 36 ans,
sanguin, robuste, éprouvait depuis trois ans une
névralgie maxillaire qui provoquait les douleurs les

plus intenses, et qui se manifestait alternativement, et quelquefois simultanément, des deux côtés de la figure. Il avait employé sans succès les opiacés, les narcotiques, les vésicatoires morphinés; les crises étaient fréquentes. Il prit des bains de piscine tempérée prolongés, des douches locales à 38º d'abord, puis à 40º; des pédiluves, quelques douches ascendantes et deux verres d'eau en boisson chaque jour. Bientôt il éprouva une amélioration prononcée, et lorsqu'il partit, après vingt-quatre jours de traitement, il ne ressentait plus rien du côté gauche, et ce n'était qu'à de longs intervalles qu'il éprouvait un léger élancement du côté droit.

5º Un habitant du département de l'Allier, âgé de 41 ans, d'une constitution forte et robuste, avait éprouvé, il y a quelques années, des douleurs rhumatismales sur les membres inférieurs, qui disparurent pour se fixer sur la face. Lorsqu'il vint à Néris, en 1853, il éprouvait des douleurs vives sur la partie inférieure de la figure, des pincemens de l'oreille, des spasmes avec resserrement de la gorge. Ces phénomènes étaient constans, mais s'aggravaient à la moindre impression de froid. Il avait employé sans succès la quinine, les narco-

tiques, les vésicatoires. Il prit des bains prolongés
à 35°, des douches générales à 39°, des pédiluves
et trois verres d'eau en boisson. Bientôt les spasmes
de la gorge cessèrent, les anciennes douleurs de la
cuisse se réveillèrent. Je lui fis alors administrer
des bains d'étuves, des douches à 38° sur la face,
des bains de siège dans la piscine chaude ; et comme
les douleurs faciales persistaient, je terminai le traitement par des douches écossaises qui produisirent
d'heureux résultats. A son départ, le vingt-sixième
jour, M. *** était soulagé et complètement satisfait. Depuis cette époque, les accidens ne se sont
pas reproduits.

6° Mlle L**, femme de chambre, âgée de 28 ans,
d'un tempérament nerveux, éprouvait depuis deux
années une névralgie sous-orbitaire fort douloureuse
et une névralgie intercostale du même côté. Le
moindre attouchement sur le côté douloureux déterminait un fourmillement et un engourdissement
du bras ; les douleurs revenaient par accès, et no-
tamment quelques jours avant l'époque menstruelle.
Elle avait employé sans succès les opiacés, les narcotiques, les linimens de toute espèce. Elle prit des
bains d'une heure et demie à 34°, des douches en
pluie fine, à 38°, sur le côté et sur la face, des

frictions avec la nérisine sur le côté, quelques verres d'eau en boisson et, enfin, quelques bains d'étuves. Bientôt il se manifesta une amélioration sensible; et au moment de son départ, elle ne souffrait plus de la figure, et on pouvait comprimer l'espace intercostal sans provoquer de douleur ni d'engourdissement.

Les eaux de Néris triomphent quelquefois de douleurs provoquées par des lésions que nous n'avons pas la prétention de guérir. Ainsi, dans les maladies de la moëlle épinière, on voit souvent se calmer les fourmillemens, les crampes, les élancemens douloureux des membres inférieurs, en même temps que la marche devient plus solide, que les forces augmentent, et que la paralysie de la vessie diminue ou disparaît. Telle est, à cet égard, leur réputation, que quelques médecins de Paris nous envoient quelquefois des malades pour calmer l'irritabilité générale qu'ils présentent, et les préparer à l'emploi de cautérisations profondes. Chez l'un de ceux-ci, les douleurs étaient tellement violentes qu'il était obligé de recourir presque chaque jour à de légères inhalations de chloroforme. Les eaux de Néris lui donnèrent du calme, de la force, et l'amélioration fut si prononcée que le médecin,

qui ne me l'avait adressé que pour le préparer à
une médication plus active, crut pouvoir ajourner
tout traitement, et l'a renvoyé cette année à
Néris.

MALADIES DES ORGANES DIGESTIFS.

Il n'est pas toujours facile de reconnaître au premier abord si un trouble fonctionnel des organes
digestifs est dû à une maladie purement nerveuse,
ou à une lésion de la membrane muqueuse elle-
même.

Il arrive souvent que ces deux états morbides
existent simultanément et que leurs symptômes se
confondent. Il est rare, en effet, qu'une névralgie
qui trouble les digestions, vicie ses produits et modifie la sécrétion des sucs gastriques, n'entraîne
pas, à la longue, une altération des tissus, et
qu'une phlegmasie chronique de la muqueuse digestive ne provoque pas un trouble dans l'innervation.

Mais quelle que soit la nature, simple ou com-
pliquée, de ces maladies, les eaux de Néris ont
contre elles une remarquable efficacité. Leurs propriétés calmantes, résolutives et toniques en même

temps, semblent appropriées aux diverses indications qu'on s'efforce de remplir dans leur traitement.

Les bains tempérés prolongés, la boisson d'une quantité d'eau de la source proportionnée aux forces et à l'irritabilité de l'estomac, et un régime doux et modéré, forment, en général, la base des traitemens. Mais ceux-ci varient nécessairement, suivant une foule de circonstances relatives à la susceptibilité des malades, à l'ancienneté du mal, aux causes qui l'ont produit ou entretenu, et à la nature des symptômes qui le caractérisent.

Chez un petit nombre de personnes, l'irritabilité de la muqueuse gastrique est telle qu'elles ne peuvent supporter l'eau pure, et qu'il faut la couper avec du sirop de gomme ou du lait, et quelquefois même renoncer complètement à son emploi. Chez d'autres, au contraire, l'eau est accueillie favorablement par l'estomac, et des doses assez élevées peuvent être prises avec avantage.

Dans quelques cas où l'appareil digestif paraît plutôt languissant qu'irrité, le mélange de l'eau de Vichy avec l'eau de Néris produit des résultats satisfaisans.

Quelques malades boivent à leur repas l'eau de Néris froide ou chaude ; d'autres se trouvent mieux des eaux gazeuzes de Châteldon, de Saint-Pardoux, ou de Vals (la Chloé).

J'obtiens, en général, d'heureux effets des frictions sur l'abdomen avec la nérisine, et des douches à ondulations, qui, comme je l'ai déjà dit ailleurs, ont l'avantage de pouvoir être administrées aux personnes qui ne supporteraient pas le choc de la douche ordinaire, et qui, en même temps qu'elles produisent l'effet d'une fomentation, exercent sur les organes contenus dans la cavité abdominale une espèce de massage qui active la circulation dans la veine porte et favorise la résolution des engorgemens.

Les bains de siège dans la piscine chaude sont favorables contre certaines entéro-colites chroniques. Les douches ascendantes donnent du ton à la muqueuse intestinale, réveillent l'énergie de la membrane musculaire, et combattent avec succès les constipations opiniâtres ; elles provoquent quelquefois un flux hémorrhoïdal utile. Elles sont encore administrées avec avantage contre certaines diarrhées chroniques. Leur température, leur force, leur durée, varient évidemment, suivant le but qu'on veut atteindre.

Enfin, les bains d'étuves, les douches générales, les douches de vapeur, le massage, peuvent trouver leur place dans le traitement de ces maladies, surtout lorsqu'on les suppose produites par des métastases rhumatismales, goutteuses, ou herpétiques.

Mais si les traitemens doivent varier, un régime sévère est, dans tous les cas, de rigueur. Les malades qui, en peu de jours, voient leurs digestions devenir plus faciles et qui éprouvent un bien-être inaccoutumé, sont trop souvent disposés à abuser du plaisir nouveau pour eux de pouvoir satisfaire leur appétit sans danger immédiat. Passant rapidement d'une extrémité à l'autre, ils font succéder à un découragement complet la confiance la plus exagérée dans leurs forces; ils rient de leurs terreurs passées, et prenant une amélioration pour une guérison que rien ne saurait altérer, ils mangent sans ménagement, n'excluent même pas de leur régime les alimens les plus indigestes, et ils provoquent ainsi de funestes rechutes. Je ne saurais trop le redire, pour obtenir une guérison solide et durable, il est indispensable de suivre rigoureusement un régime approprié à la nature du mal, non seulement pendant la durée du traitement thermal, mais même pendant longtemps après.

M. R**, capitaine en retraite à Besançon, éprouvait depuis huit ans, quelques heures après le repas, une abondante diarrhée. Il était constamment incommodé par des borborygmes, des coliques, des douleurs lombaires. Il avait essayé vainement les opiacés, les astringens de toute espèce. Il vint à Néris en 1853, et y prit sans interruption 23 bains de piscine tempérée, et 3 verres d'eau en boisson le matin, et des frictions de nérisine sur le ventre le soir. Au bout du douzième jour il n'éprouvait plus rien, digérait parfaitement et se disait complètement guéri. Il partit enchanté. Jusqu'au printemps suivant, il jouit d'une santé parfaite. A cette époque, une impression de froid produisit une indigestion et ramena quelques légers dérangemens. Il est revenu en 1854, et en quelques jours l'amélioration a été décisive. Il est parti, au bout de vingt jours, dans un état de santé qui ne laissait rien à désirer.

2o Mme la comtesse *** éprouvait depuis plusieurs années, depuis une crise violente de choléra, une

diarrhée qui se produisait chaque matin et était précédée de quelques flatuosités. Elle était, du reste,
assez forte. Elle prit des bains de cabinet à 35°,
deux verres d'eau de la source le matin, et des
douches à ondulation sur le ventre. Au bout de
quelques jours, une amélioration notable se manifesta, et vers le douzième jour elle n'éprouvait
plus rien. Sa satisfaction était si grande que je ne
pouvais l'empêcher de manger de tout, et en abondance. Malgré les imprudences qu'elle commit,
malgré l'ingestion de plusieurs glaces en une seule
soirée, les accidens ne reparurent pas. Elle partit,
au bout de 40 jours, dans un état de santé tout-à-
fait satisfaisant.

3° Un curé du diocèse de Lyon, fort, robuste,
vint, en 1853, à Néris pour être traité d'une hydartrose dont il fut guéri. Je l'ai revu en 1854; il
ne venait, disait-il, que par reconnaissance. Il m'ap-
prit qu'il était depuis longtemps sujet à un flux
dyssentérique dont il avait ordinairement plusieurs
accès par an, et qu'à son grand étonnement, il
n'en avait éprouvé aucun ressentiment depuis son
voyage à Néris.

4° Un habitant de Paris, d'un tempérament ner-

veux, avait depuis trois ans les digestions difficiles ;
il éprouvait souvent des vomissemens après le repas ;
il se plaignait de douleurs erratiques, de crampes,
de migraines ; il avait inutilement pris, pendant
deux années consécutives, les eaux à Vichy. Il vint
à Néris en 1853, prit des bains prolongés à 33°,
des douches à ondulation sur le ventre, deux verres
d'eau de la source en boisson le matin, et de l'eau
de St-Pardoux à ses repas. Bientôt l'amélioration se
prononça, et à son départ, 23 jours après, il n'é-
prouvait plus rien. Il est revenu en 1854, non
pour cette maladie, dont il n'a plus éprouvé la
moindre atteinte, mais seulement pour combattre
quelques phénomènes hémorrhoïdaux.

5° Un habitant de Lyon, délicat, nerveux, était
atteint depuis 20 ans d'une entéro-colite chronique qui le condamnait à un régime des plus sévè-
res. Il était allé plusieurs années à Plombières, sans
en éprouver d'amélioration sensible. Il était rare
qu'un jour se passât sans qu'il eût le dévoiement.
Il vint à Néris en 1854, prit des bains à 35°, des
frictions sur l'abdomen avec la nérisine, des douches à ondulation et quelques douches ascendantes.
Au bout de quelques jours il éprouvait un mieux
sensible ; il mangeait avec plaisir, et la digestion

s'opérait régulièrement. Lorsqu'il partit, après 23 jours de traitement, il n'avait plus de dévoiement; il se sentait plus fort, éprouvait un sentiment de bien-être, et avait l'espoir fondé d'une complète guérison.

6º Un ancien négociant de Dijon, maigre, sec, nerveux, éprouvait depuis plusieurs années un dérangement des fonctions intestinales. Il éprouvait sans cesse des coliques sourdes, une constipation alternant avec le dévoiement. Il avait été à Plombières, où il avait été fort malade. Il prit des bains à 35º, des bains de siège, des frictions de nérisine, des douches à ondulation et des douches ascendantes. Au bout de quelques jours, l'appétit devint plus prononcé, les forces, jusque-là abattues, reparurent, les digestions se firent mieux, et au moment de son départ, il était dans d'excellentes conditions de santé.

7º Une dame du département du Cantal, âgée de 48 ans, nerveuse, avait depuis six ans les digestions laborieuses et accompagnées de borborygmes, d'éructations. Elle éprouvait un besoin fréquent de prendre des alimens, et ceux-ci provoquaient des pesanteurs, des douleurs épigastriques, lorsqu'ils n'étaient pas pris en très-petite quantité. Elle avait, en outre, une constipation opiniâtre et une leuchor-rhée abondante. On lui avait administré sans succès des antispasmodiques, des narcotiques, le lait d'a-nesse et la pommade stibiée en frictions. Je lui fis prendre des bains à 34°, des douches à ondulation sur le ventre, des frictions avec la nérisine, des douches ascendantes, et de l'eau de la source aux repas. A son départ, le 21ᵉ jour, les digestions s'opéraient sans trouble et sans douleur; l'appétit pouvait être satisfait sans danger; les fonctions in-testinales étaient régularisées et la leuchorrhée avait disparu. Six mois après, l'amélioration se soutenait, et tout permettait d'espérer que la guérison serait durable.

8° Une dame de la Nièvre, d'un tempérament nervoso-sanguin, âgée de 40 ans, éprouvait depuis trois années des coliques sourdes dans la région ombilicale, des pesanteurs épigastriques, de fréquens vomissemens, un besoin continuel de prendre des alimens dont la digestion était difficile et souvent douloureuse, et une alternative de constipation et de diarrhée. Ces phénomènes morbides s'étaient développés à la suite d'une violente cholérine. Mᵐᵉ *** était maigre, triste, découragée et d'une susceptibilité extrême. Les sangsues à l'anus, les boissons adoucissantes et astringentes, les purgatifs salins, les opiacés avaient été vainement employés. Mme *** prit des bains à 34°, d'une heure; un verre d'eau de la source en boisson le matin, des douches à ondulation sur le ventre, des douches générales à 38°, des frictions de nérisine sur l'abdomen et quelques douches ascendantes. Au moment de son départ, 22 jours après, les fonctions digestives s'étaient régularisées, les forces étaient revenues et permettaient de faire d'assez longues promenades. Quelque temps après, l'amélioration devint encore plus sensible. Mme *** est revenue à Néris en 1854 pour quelques douleurs à la cuisse. Elle ne parlait plus de la maladie qui l'avait amenée l'année précédente, et s'en disait complètement guérie.

On sait quelle est l'influence qu'exercent les maladies des organes digestifs sur le développement d'une foule de phénomènes nerveux; on comprendra, dès lors, comment nos eaux, qui les soulagent ou les guérissent, en même temps qu'elles produisent sur le système nerveux lui-même une action sédative et tonique, peuvent être efficaces dans le traitement de ces maladies bizarres et compliquées

7

où toutes les fonctions sont troublées, où toutes les parties sont le siège d'une souffrance plus ou moins passagère, sans qu'on puisse constater l'existence de lésions organiques.

MALADIES DES ORGANES GÉNITO-UTÉRINS.

Les eaux de Néris ne sont pas seulement favorables contre les maladies du système génito-utérin caractérisées par un trouble de l'innervation, ou occasionnées par un principe rhumatismal, elles triomphent également des phlegmasies chroniques et des engorgemens. Leurs propriétés emménagogues sont constatées par les dames en traitement, qui voient presque toujours leurs calculs trompés et l'époque de leur menstruation avancée. Sous leur influence, les douleurs qui précèdent ou accompagnent cette fonction se dissipent, et l'aménorhée se guérit.

Les déplacemens de l'utérus, contre lesquels on a récemment conseillé l'emploi si souvent dangereux de pessaires intra-utérins, tiennent souvent à une hypertrophie de cet organe, qui se trouve entraîné par le poids anormal qu'il a acquis. En triomphant de la cause de la maladie, nos eaux remédient souvent à cette douloureuse infirmité.

J'ai donné mes soins, en 1853, à une jeune dame qui me fut adressée par M. Chomel, avec cette indication : Rétroversion de la matrice avec hypertrophie. La menstruation était irrégulière et douloureuse, la marche était difficile et il y avait leucorrhée et douleurs lombaires. Des bains tempérés prolongés, des douches vaginales et rectales, et quelques verres d'eau de la source en boisson triomphèrent du mal en une seule saison. Cette dame est revenue à Néris en 1854, mais seulement pour quelques douleurs rhumatismales; elle n'avait plus rien ressenti de la maladie qui l'avait amenée l'année précédente. J'ai obtenu des résultats tout aussi satisfaisans dans un autre cas à peu près semblable.

La leucorrhée, qui ne dépend pas d'une lésion organique de l'utérus ou du vagin, ne résiste pas, en général, à la triple action des bains, de l'eau en boisson et des injections prolongées d'eau minérale.

La propriété cicatrisante de nos eaux, dont j'ai parlé ailleurs à propos des plaies, se manifeste dans le traitement des ulcérations superficielles du col de l'utérus. J'ai obtenu, par leur influence, des résultats satisfaisans dans quelques cas où je n'avais

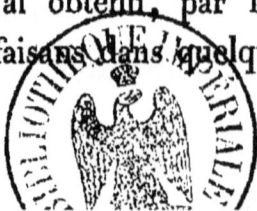

fait qu'ajourner les cautérisations qui me paraissaient nécessaires.

Cette efficacité des eaux de Néris contre la plupart des maladies des organes génito-utérins, explique la réputation dont elles jouissent d'être utiles contre la stérilité.

DES PARALYSIES.

J'ai déjà parlé des heureux résultats qu'on obtient, à Néris, contre les paralysies consécutives à une affection rhumatismale, à une fracture, à une luxation ou à une forte contusion. Je crois devoir citer quelques faits propres à constater l'efficacité de nos eaux contre la paralysie apoplectique.

1º M. de L**, de la Corrèze, âgé de 52 ans, sanguin, fort, robuste, fut frappé d'une apoplexie qui détermina une hémiplégie complète. Après avoir subi vainement le traitement usité en pareil cas, il vint, 18 mois après, à Néris. La langue était liée et ne lui permettait pas de prononcer un seul mot intelligible ; le bras et la jambe gauche étaient flasques et sans mouvement. L'expression de la physionomie avait quelque chose de stupide. Il avait une constipation opiniâtre. Il prit des bains à 35º, des douches sur tout le corps à 38°, pendant que des affusions d'eau froide avaient lieu sur la tête; des bains de pieds chauds en sortant du bain, des pédi-luves avec massage des cuisses et des jambes avec la nérisine, le soir, et chaque jour, une douche ascendante. A son départ, 25 jours après, l'expres-sion de la physionomie était meilleure; il commen-çait à exécuter quelques mouvemens. L'année sui-vante il est revenu. Je fus tout étonné, à mon arri-vée auprès de lui, de le voir se lever et marcher sans trop de peine. Il pouvait monter l'escalier avec l'appui d'un bras. Il se servait aisément de son bras, qu'il élevait au-dessus de sa tête; l'expression de la physionomie était naturelle, la langue était plus libre, et il ne conservait qu'un peu de raideur dans les mouvemens des doigts. Il fit le même traitement, et partit enchanté et plein d'espoir d'obtenir une guérison complète.

2° Le sieur Goumaud, agriculteur du Puy-de-Dôme, âgé de 42 ans, délicat, lymphatique, éprouva tout-à-coup ce qu'il appelait un évanouissement, à la suite duquel il se trouva atteint d'une hémiplégie complète. Il fut saigné, couvert de vésicatoires; le mouvement ne revint pas. Quatorze mois après il vint à Néris, en 1853. Il prit des bains de piscine tempérée, des douches générales à 40º, en même temps que des affusions froides sur la tête, des pédiluves et trois verres d'eau en boisson. A son départ, 20 jours après, il remuait parfaitement la jambe, mais il ne pouvait encore soulever le bras. Deux mois après, il pouvait marcher avec une canne et élever son bras au-dessus de la tête.

3º Le sieur Donadit, du Cher, fort, robuste, sanguin, âgé de 38 ans, fut brusquement frappé d'une hémiplégie complète. Saignées et purgatifs ne produisirent aucun résultat. Treize mois après, il vint à Néris. Il fut soumis au même traitement que le précédent, et à son départ de l'hospice, 20 jours après; il commençait à remuer la jambe. Deux mois après, l'amélioration était plus prononcée. Il est revenu l'année suivante (1854). Il marchait alors aisément, même sans l'appui d'une canne; mais les mouvemens du bras étaient encore peu prononcés. Cette seconde saison lui fut des plus favorables. A son départ, il remuait et élevait sans efforts le bras, et il ne doutait pas de sa complète guérison.

4º Mme M**, de l'Allier, nerveuse, âgée de 36 ans, fut tout-à-coup frappée d'une attaque d'apoplexie, à la suite de laquelle elle se trouva privée

du mouvement de tout un côté du corps. Six mois
après, elle vint à Néris; un traitement de 20 jours
procura un peu d'amélioration. L'année d'après,
elle revint. Elle ne pouvait pas encore se tenir debout et les mouvemens du bras étaient limités. A
son départ, elle marchait solidement avec une canne
et exécutait avec son bras les mouvemens les plus
difficiles.

5° M. Libot (Pierre), de l'Indre, sanguin, robuste, âgé de 38 ans, fut tout-à-coup atteint d'une
hémiplégie complète. Quelques mois après, le mouvement était revenu dans la jambe. Deux ans après,
il vint à Néris. Le bras était flasque, lourd et sans
mouvement. Il fut mis à l'usage des bains tempérés, des douches à 40°, du massage avec la nérisine, des bains de bras dans la piscine chaude.
Au bout de huit jours, il commençait à exécuter
quelques mouvemens; au moment de son départ,
le vingtième jour, il élevait son bras jusqu'à la hauteur de sa tête. Six mois après, il s'en servait libre-
ment et ne conservait de son infirmité qu'un peu
de faiblesse.

On a pu remarquer, dans les exemples précédens, que l'amélioration s'était surtout prononcée

quelques mois après le traitement ; c'est ce qui arrive chez beaucoup de malades. On s'exposerait donc à commettre de graves erreurs si on voulait n'apprécier l'efficacité des eaux que d'après leurs résultats immédiats. Il est, en général, indispensable de venir deux années de suite pour triompher complètement des maladies anciennes et profondes ou pour prévenir leur retour. Il en est même pour lesquelles il faut encore plus de persévérance.

Je dépasserais évidemment les limites que j'ai dû me prescrire, si je voulais démontrer par des exemples l'efficacité des eaux de Néris dans chacun des cas pour lesquels elles sont employées. En me bornant à citer quelques faits relatifs aux maladies les plus graves, j'aurai, je pense, atteint le but que je me suis proposé.

En résumé, les eaux de Néris, calmantes et toniques, conviennent surtout aux femmes, aux enfans, aux vieillards, aux personnes affaiblies par les longues souffrances ou les travaux excessifs de l'intelligence, et dans tous les cas où il est indispensable d'exercer une action douce et modérée. Elles sont souveraines contre tous les désordres de l'innervation ; et si elles sont efficaces contre les maladies rhumatismales, la goutte, les phlegmasies chroniques de la peau et des membranes muqueuses, les maladies de l'utérus, les paralysies, elles sont spécialement recommandables dans toutes ces maladies lorsque celles-ci atteignent des personnes nerveuses et irritables.

SALONS.

Ce ne serait point assez pour un grand établissement que d'y pouvoir administrer, dans d'excellentes conditions, des eaux d'une vertu éprouvée. Les malades, en se résignant à consacrer quelques jours aux soins de leur santé, exigent que tout le temps qui n'est pas employé à leur traitement soit agréablement occupé, et que des récréations de toute espèce soient mises à leur disposition. Ils sont d'autant plus exigeans que partout on s'efforce de les satisfaire à cet égard, et que de pompeuses affiches, leur promettant une ample moisson de plaisirs, les convient chaque jour à franchir les frontières de la France. On faisait, depuis longtemps, aux eaux de Néris le reproche d'être tristes. J'en ai compris toute la gravité, car, plus que personne, j'apprécie l'influence qu'exercent sur la guérison des maladies, et des maladies nerveuses surtout, les distractions qui occupent l'esprit et remédient à cette fixité fâcheuse d'idées tristes qui absorbent généralement les malades (1). Aussi ai-je fait tous mes efforts pour obtenir du Gouvernement l'érection immédiate et la prompte décoration d'un magnifique salon. J'ai été assez heureux pour obtenir gain de cause, et, grâce au zèle et à l'activité de l'habile architecte départemental, M. Esmonot, les baigneurs ont eu chaque soir, à la dernière saison, un concert et, une fois ou deux par semaine, un bal. M. Lévy, musicien distingué du Théâtre-Italien, a été nommé directeur des salons, et, désormais, nos malades trouveront à Néris un salon de lecture, une salle de billard et de consommation, et un salon de bal et de concert dont l'élégance fait l'admiration de tout le monde, où ils seront admis moyennant un modique abonnement, et où, chaque soir, se fera entendre un orchestre de choix.

Cette amélioration était d'autant plus désirable

_____

(1) *Influence du plaisir dans le traitement des maladies*, par M. Richond des Brus.

que les eaux de Néris sont fréquentées par une société d'élite, pour laquelle les fêtes et les réunions
élégantes sont une habitude et un besoin. Elle aura
pour résultat de réunir en un seul faisceau les divers élémens de la société, qui, répartis et isolés
dans chaque hôtel, formaient de petites coteries
impuissantes pour s'amuser et d'établir entre eux
des occasions de rapprochement et d'intimité.

DES PROMENADES.

La promenade est une des distractions les plus
utiles à la santé des malades qui prennent les eaux.
Elle procure un exercice qui est quelquefois nécessaire pour obtenir d'heureux effets de certains traitemens.

Néris n'a rien à envier, à cet égard, aux établissemens les plus fréquentés.

Un charmant jardin, orné de deux immenses
bassins entourés d'une grille élégante et du centre
desquels jailliront plus tard de magnifiques jets-
d'eau, est attenant à l'établissement et offre aux
promeneurs un refuge assuré contre les ardeurs du
soleil. C'est là que les dames viennent causer, lire
ou travailler dans le cours de la journée, et le soir,

prendre des rafraîchissemens, tout en jouissant de la musique qui se fait dans le salon. Une double allée de tilleuls réunit ce jardin à la promenade du cirque, établie sur l'emplacement des anciennes arènes romaines dont elle a conservé la forme. Là on trouve d'immenses et nombreuses allées, des sites variés, des ombrages impénétrables aux rayons du soleil, des murailles romaines parfaitement conservées, les débris de la tour dont nous avons déjà parlé, et on peut jouir de l'admirable coup-d'œil de la plaine de Montluçon.

A une petite distance de là, on trouve la promenade des Moulins, qui a été exécutée avec des fonds provenant de souscriptions volontaires des baigneurs et des habitans. Elle est sinueuse, accidentée et tracée sur le flanc d'un monticule dont le propriétaire a bien voulu consentir à abandonner la jouissance. N'étant pas symétrique comme les premières, elle est plus récréative; elle domine un charmant petit vallon couvert de prairies et de bois, et au fond duquel serpente gracieusement un ruisseau qui alimente des moulins. Le coup-d'œil dont on y jouit est d'autant plus agréable qu'il étonne et surprend, car ce site pittoresque, caché dans un pli du terrain, était, quoique très-rapproché de Néris, complètement inconnu à la plupart des baigneurs qui fréquentent habituellement l'établissement.

On ne trouve pas, il est vrai, à Néris ces hautes montagnes qui étonnent le voyageur, intriguent le géologue et essoufflent le malade curieux de les gravir, mais on peut y parcourir de petites collines séparées par de frais vallons au fond desquels murmurent de rians ruisseaux, et de nombreux sentiers encadrés dans d'épaisses haies de buis, d'aubépine et d'églantiers, qui sont fort recherchés par les personnes qui aiment à errer solitairement à travers la campagne.

Certains sites sont chaque jour le but des excursions à pied ou à âne. On va visiter : 1º la Grenouillère, petite maison de campagne, voisine de Néris, où on remarque divers débris romains et qui cache, au fond d'un vallon sauvage, le tombeau d'un chevalier de Malte, M. de Castine; 2º Chantemerle; 3º le château du Pérassier; 4º la Pierre de la Loge, derrière le bois de Villebret; 5º le château de Cerclier; 6º Marcoing, avec les restes des aqueducs romains.

Veut-on faire de lointaines excursions? De nombreuses voitures stationnent chaque jour sur la place et sont à la disposition des baigneurs. On va visiter :

1º Commentry, où on admire : 1º une ville moderne qu'a fait éclore l'industrie dans l'espace de quelques années ; 2º un magnifique établissement métallurgique ; 3º des houillères d'une étonnante puissance et dont une partie, qui brûle toujours, offre, le soir, le spectacle le plus merveilleux ; 4º enfin, tout près de là, la superbe propriété de M. de Rambourg ;

2º Montluçon, chef-lieu de sous-préfecture, où l'industrie prend d'immenses développemens, et où on trouve à visiter la glacerie avec sa cité ouvrière, des verreries, d'immenses établissemens métallurgiques, le château, le chemin de fer de Commentry avec ses plans inclinés, le viaduc de Marignon, le canal, etc., etc.;

3º Les ruines du château de l'Ours, sur le compte duquel se débitent les plus sombres légendes, et où on trouve des sites pittoresques et sauvages ;

4º Enfin, les ruines du château de Menat, qui dominent de charmans vallons.

OUVERTURE

ET

DUREE DE LA SAISON.

La saison des eaux de Néris est ordinairement ouverte le 25 mai, et close à la fin de septembre. Depuis plusieurs années les malades affluent, surtout dans le mois de juillet ; cela tient au mauvais temps qui a régné dans le mois de juin ; car, en temps ordinaire, cette époque de l'année est une des plus favorables pour prendre les eaux. Il ne fait pas encore de ces chaleurs ardentes qui surexcitent les organes digestifs et exaltent le système nerveux, et la température est assez douce pour que tous les moyens thérapeutiques puissent être utilement employés.

L'usage a consacré le chiffre de 21 à 25 jours pour la durée d'un traitement ordinaire, parce que l'expérience a prouvé que ce temps suffisait, en général, pour amener une saturation de l'économie par le principe minéral. Mais, comme on doit bien le penser, il y a certaines maladies anciennes et

profondes qu'on ne peut pas espérer de guérir en
un espace de temps aussi court et qui exigent un
traitement prolongé. Dans ces cas, on a le soin de
conseiller au malade d'interrompre de temps en
temps l'emploi des remèdes, ou de se reposer complètement pendant quelques jours, avant de com-
mencer une deuxième saison.

On obtiendrait certainement des guérisons plus
nombreuses si les malades étaient moins impatiens
de partir. Mais il en est bien peu qui consentent à
demeurer au-delà des 21 jours rigoureusement nécessaires. On en voit même qui s'imaginent qu'ils
peuvent retrancher quelques jours à la durée de
leur traitement en prenant deux ou trois bains par
jour; et ce n'est qu'avec beaucoup de peine qu'on
parvient à leur faire comprendre que par cela seul
que nos eaux exercent une action altérante, douce
et modérée, celle-ci doit être soutenue pendant
quelque temps pour amener des résultats durables,
et qu'on ne peut pas attendre les mêmes effets
d'une action plus vive mais passagère. Ces malades
ressemblent à cet individu auquel on avait prescrit
de prendre, chaque matin, un verre de vin d'Espagne pour restaurer ses forces, et qui s'imagina
qu'il obtiendrait plus vite le résultat désiré en
consommant en trois jours la bouteille.

AMÉLIORATIONS PROJETÉES.

Les malades qui fréquentent l'établissement de
Néris sont tous frappés de l'aspect sombre et lugu-
bre que présente la galerie. La nécessité d'établir
de vastes bassins au-dessus de la voûte n'a pas permis d'ouvrir les jours qui seraient nécessaires. Le
besoin d'éclairer et d'assainir cette galerie est depuis longtemps compris, et il est dans l'intention
du Gouvernement de faire exécuter bientôt des
travaux propres à atteindre ce but.

On doit établir sur l'emplacement actuel du sé-
choir, qui fait suite au jardin de l'hôtel Lafond-
Biton, de grands bassins vers lesquels l'eau des
sources sera élevée à l'aide d'une machine à vapeur.
Or, comme ils se trouveront placés au-dessus du
niveau des petits réservoirs établis au-dessus de
chaque cabinet pour l'administration des douches,
l'eau pourra y parvenir par son propre poids, et
les grands bassins de la voûte, devenus inutiles,
pourront être supprimés. Cette amélioration aura
aussi pour résultat de permettre d'établir dans les
salles d'étuves des jets d'eau chaude qui donneront
de la vapeur bulleuse, et dans les grands bassins
du jardin, d'immenses jets-d'eau qui non-seulement

8

serviront à l'ornement, mais concourront encore à rafraîchir plus rapidement l'eau. En outre, la machine à vapeur pourra être utilisée pour divers services. Elle pourra fournir la vapeur nécessaire pour l'administration des douches de vapeur, ainsi que celle qui pourrait être jugée nécessaire pour élever, au besoin, la température des salles d'étuves et pour alimenter une salle d'aspiration.

J'espère que les cabinets de la nouvelle galerie destinée aux dames auront leurs parois recouvertes de carreaux de porcelaine blanche, ce qui leur donnera un cachet d'élégance , qui est très-désirable, et que diverses autres améliorations de détail pourront être réalisées.

HOSPICE.

Il existe à Néris un hospice dans lequel se succèdent, du 25 mai au 18 septembre, cinq séries de 70 à 80 malades, dont le traitement, dirigé par le médecin inspecteur, dure vingt jours. Les salles y sont vastes, bien aérées, et le service s'y fait avec une admirable régularité.

Les malades y sont admis sur la présentation de cartes délivrées d'avance par MM. les administrateurs, où sont envoyés par certains départemens voisins, qui paient 1 fr. 50 cent. par jour pour chacun d'eux. Si, après l'admission de cette catégorie d'indigens il reste encore des places libres, on en dispose en faveur de malades peu aisés, moyennant un subside de 1 fr. 50 cent. par jour.

Les bâtimens actuels de l'hospice ont été construits récemment ; ils sont en face des sources. Ils se composent de deux ailes placées parallèlement, et reliées entre elles par deux grandes cours séparées par une galerie vitrée qui permet aux étrangers l'accès d'une charmante chapelle.

L'aile qui est dans le fond contient quatre salles, dont deux au rez-de-chaussée.

Celle qui est devant, sur la rue, a été disposée de manière à pouvoir recevoir les ecclésiastiques, les religieuses, et même des dames du monde qui préfèrent aux hôtels cet asile paisible.

On trouve dans la maison une pharmacie parfaitement bien tenue.

La direction de l'hospice est confiée à quatre

dames religieuses de l'ordre de Saint-Augustin dont le noviciat est à Bourges. L'une d'elles est chargée des salles de malades et en surveille le service; l'autre de la pharmacie, qu'elle dirige habilement, et une troisième consacre son temps à l'instruction d'un grand nombre de jeunes filles admises dans une école que ces dames ont établie. Une dame supérieure dirige et surveille tous les services.

Les malades n'ont qu'à se louer des soins empressés et intelligens qui leur sont donnés, et chaque jour on peut apprécier davantage les immenses services que rendent ces bonnes sœurs avec de bien faibles ressources.

L'hospice fut fondé en 1724, par Mme de Favières, veuve du chevalier de Felliole, par reconnaissance des heureux résultats qu'elle avait obtenus des eaux de Néris.

HOTELS.

Je terminerai cette notice, déjà beaucoup trop longue, par quelques mots sur les hôtels. Il en existe un grand nombre à Néris, où l'on trouve tout le confortable de la vie. Les appartemens sont élégamment décorés. Les tables sont servies avec

abondance et recherche. Le salon est presque partout garni d'un piano. Chacun peut trouver à se
loger conformément à sa fortune et à ses goûts. A
côté des hôtels, fréquentés par la classe riche, dont
le prix est de 7 à 8 francs par jour, s'en trouvent
de plus modestes où on est bien pour 6, 5 et
même 4 francs. On trouve également des maisons
garnies où on peut, à son gré, établir son ménage,
et où l'on a à sa disposition tous les ustensiles nécessaires. Mais dans quelque maison qu'on s'éta-
blisse, on peut être certain de rencontrer une propreté recherchée, une politesse exquise de tous les
gens de service, et les soins les plus empressés.

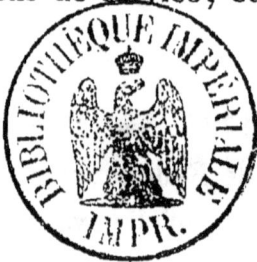

FIN.

TABLE DES MATIÈRES.

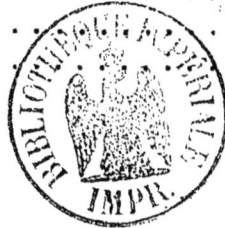

FIN DE LA TABLE.

IMPRIMERIE DE GUILHAUME, AU PUY.

www.ingramcontent.com/pod-product-compliance
Lightning Source LLC
Chambersburg PA
CBHW032323210326
41519CB00058B/5479